Optimization of Common Biliopancreatic Surgeries
Operational Experience and Skills

胆胰外科常见术式优化
操作经验与技巧

○名誉主编　杨成旺　欧阳晓晖
○主　　编　任建军
○述评专家（以姓氏笔画为序）
　　　　　王文涛　四川大学华西医院
　　　　　乔　铁　广州市番禺区第二人民医院
　　　　　刘连新　中国科学技术大学附属第一医院
　　　　　刘颖斌　上海交通大学医学院附属新华医院
　　　　　杨占宇　中国人民解放军总医院
　　　　　孟兴凯　内蒙古医科大学附属医院
　　　　　赵海平　内蒙古自治区肿瘤医院
　　　　　姜小清　中国人民解放军海军军医大学第三附属医院
　　　　　　　　　（东方肝胆外科医院）

○编　　者（以姓氏笔画为序）
　　　　　王泽锋　王家兴　牛剑祥　乔建梁　任建军
　　　　　刘　瑞　李　军　杨景瑞　肖　瑞　张　乾
　　　　　张俊晶　周　江　靳君华
○编写秘书　刘少杰　张小冬
○绘　　图　王璐
○视频剪辑　杨瑞凤　温　波

人民卫生出版社
·北京·

图书在版编目（CIP）数据

胆胰外科常见术式优化操作经验与技巧 / 任建军主编. —北京：人民卫生出版社，2020.10
ISBN 978-7-117-30403-0

Ⅰ. ①胆… Ⅱ. ①任… Ⅲ. ①胆道疾病－外科手术 ②胰腺疾病－外科手术 Ⅳ. ①R657.4 ②R657.5

中国版本图书馆 CIP 数据核字（2020）第 160043 号

人卫智网	www.ipmph.com	医学教育、学术、考试、健康，购书智慧智能综合服务平台
人卫官网	www.pmph.com	人卫官方资讯发布平台

胆胰外科常见术式优化操作经验与技巧
Dan-Yi Waike Changjian Shushi Youhua
Caozuo Jingyan yu Jiqiao

主　　编：任建军
出版发行：人民卫生出版社（中继线 010-59780011）
地　　址：北京市朝阳区潘家园南里 19 号
邮　　编：100021
E - mail：pmph @ pmph.com
购书热线：010-59787592　010-59787584　010-65264830
印　　刷：人卫印务（北京）有限公司
经　　销：新华书店
开　　本：787 × 1092　1/16　印张：9
字　　数：225 千字
版　　次：2020 年 10 月第 1 版
印　　次：2020 年 10 月第 1 次印刷
标准书号：ISBN 978-7-117-30403-0
定　　价：118.00 元

打击盗版举报电话：010-59787491　E-mail：WQ @ pmph.com
质量问题联系电话：010-59787234　E-mail：zhiliang @ pmph.com

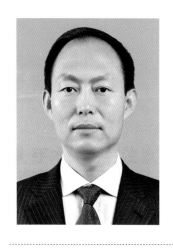

任建军　教授

主任医师,外科学博士,硕士研究生导师

现任内蒙古医科大学附属医院肝胆胰脾外科 C 区主任。擅长肝胆胰脾外科疾病的诊治与基础研究及腹腔镜微创手术,完成内蒙古自治区首例腹腔镜下右半肝切除术,自主完成多例腹腔镜下胰十二指肠切除术。

"草原英才"工程产业创新创业人才团队带头人,荣获"草原英才"称号,入选内蒙古自治区"新世纪 321 人才工程"第一层次。

中华医学会肠外肠内营养学分会第五届委员会委员,中国抗癌协会胆道肿瘤专业委员会第四届委员会委员,中国临床决策辅助系统计划性肝切除专家委员会委员,北京健康促进会微无创精准医疗专家委员会副主任委员,内蒙古自治区医学会外科学分会肝胆学组副组长,内蒙古自治区医学会肠外肠内营养学分会第一届委员会主任委员。

参编专著 2 部,发表论文 43 篇,其中 SCI 收录 20 篇;获得各级资助课题 17 项;获得国家专利 8 项,获得内蒙古自治区医学会科学技术二等奖 3 项。

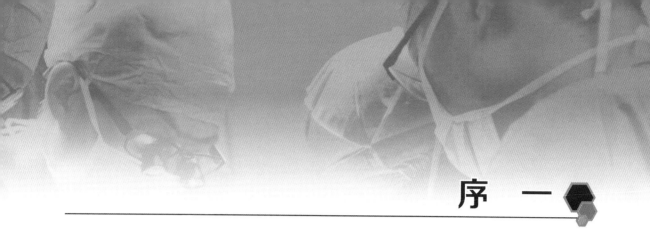

序　一

　　熟练掌握肝胆胰外科手术的基本技术和技能，是对一名合格肝胆胰外科医师的基本要求。由于疾病的复杂性和个体的差异性，要求肝胆胰外科医师在工作中不断摸索和总结手术技巧，进而提高手术水平。

　　本书是在秉承老一辈外科专家手术经验的基础上，结合个人和团队10余年临床教学和手术经验的体会而撰写的，是任建军教授团队的精心之作。对外科医师来说，充分理解解剖结构、掌握精准的外科技术是至关重要的。笔者从肝脏解剖基础知识出发，重点介绍肝胆胰外科的常见手术和疑难手术，并结合具体病例阐述了肝胆胰手术优化操作的技巧、经验和体会，将手术理论与实践融为一体，全书配备了丰富的术中照片、影像学图片及手绘图加以注释。希望本书介绍的肝胆胰手术优化操作技巧和体会，能切实有效地服务于临床，为人民健康造福。

　　全书内容条理清楚，描述细致，重点突出，图文并茂，易于理解，是一本难得的肝胆胰外科手术实践参考书，对肝胆胰外科临床医师改进手术技术，提高手术能力具有重要的指导意义。我深信本书将对广大从事肝胆胰外科专业的医护人员、研究生和医学生具有非常实用的参考价值。

彭淑牖

浙江大学医学院附属第二医院

浙江大学医学院附属邵逸夫医院

2019 年 12 月

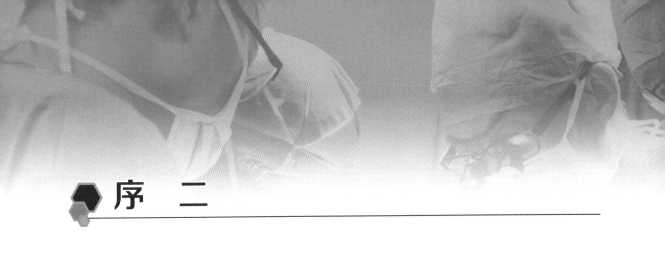

序 二

随着外科基础理论研究的不断深入,手术技术、手术器械、手术方式等也在不断发展,使得手术的规范性也在不断创新与争论中日臻完善。在外科学中,胆胰外科疾病谱较为复杂、手术方式较为繁多。尽管不同专家对医疗理念与技术有着各自的理解与经验体会,但提高手术安全性、降低手术风险、提高手术治疗效果,尽可能延长患者生存期却是大家共同的认识与孜孜不倦的追求。

任建军教授是我院外科医师中的佼佼者,在肝胆胰脾外科临床、科研、教学方面,有着很好的成绩。他带领的团队在腹腔镜外科方面有较深入的研究,先后完成了我院首例腹腔镜下胆总管囊肿切除术、内蒙古自治区首例腹腔镜下右半肝切除术、完成多例腹腔镜下胰十二指肠切除术,并提出了"肝胆外科手足并用教学法"等理论。

本书结合肝胆胰脾外科相关脏器解剖的基础知识,全面详尽地讲解了多种手术的主要方式,重点讲解了编者在积累大量临床病例经验后总结出的术式优化操作要点、难点及相应的手术技巧,具有很强的实用性和指导性。本书图文并茂,描述简洁、步骤分明,极其便于读者了解和学习。

在《胆胰外科常见术式优化操作经验与技巧》一书出版之际,希望任建军教授不忘初心,精益求精,开拓创新,在肝胆胰脾外科领域做出更多的成绩和更大的贡献。

眷海文

内蒙古医科大学附属医院

2019 年 12 月

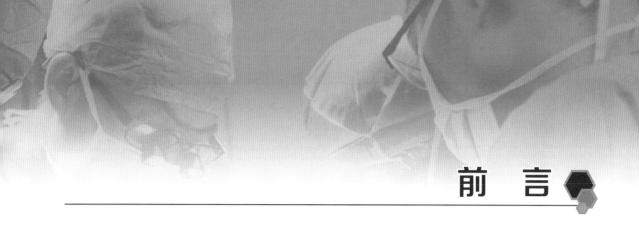

前　言

　　随着医疗技术的发展和前辈们孜孜不倦地探索,外科手术技术取得了前所未有的进步。在手术中,我们每位外科医师在保证手术安全性的前提下,更要规范操作,同时还要敢于创新和优化一些术式,进一步丰富对每个术式内涵的理解。术者对每个术式步骤、操作细节、治疗结果有了自己独到深刻的体会,再转化成为自己的"招式",术中做到心中有数,张弛有度,以不变应万变,才能完成一个流畅、清晰、显露好、质量高的手术。

　　《胆胰外科常见术式优化操作经验与技巧》一书汇集本人多年临床中基于胆胰常见病和个别特殊病例手术方式操作技巧及体会而优化的一系列术式。如腹腔镜下胆道探查取石术中,戳卡具体打到哪个点,会使我们胆道镜置入更容易、更顺利、更好操作? 怎么切开胆管更科学易行? 怎么缝合胆道更安全可靠? 又如胰肠吻合及胆肠吻合术中,怎么显露更清晰? 怎么更确切完成每一步? 怎么最终实现更高质量吻合? 此书集锦了本人和所在团队对胆胰外科常见手术术式的优化操作步骤及理由。每一个关键步骤附以精美插图,易于读者理解和学习。该书提出的思维和思路,可供临床中青年医师参考与借鉴,以期带动更多的有识之士参与到外科创新工作中来,推动我国胆胰外科事业的发展。

　　在本书付梓出版之际,我特别感谢家人,感谢院领导及医院,感谢恩师和所有支持我的老师、同事、同学、友人的关心与帮助,感谢团队的辛苦努力。本书不足之处还请不吝指正。

伊建华

2019 年 12 月

目　录

视频目录

1 "手足并用"优化解剖记忆法

概述

　　肝胆外科解剖知识在外科教学中占有较大比重,其内容繁多,知识点抽象,专业性较强。传统的肝胆外科教学多采用图片教学、模型讲解的方式,在学习过程中往往难以将理论与实践相结合,不仅造成了理解及记忆困难,而且影响了学习的积极性。怎样才能留下长久的记忆痕迹呢? 针对肝胆外科教学特点,结合笔者团队临床教学经验,我们在教学中提出了"手足并用"优化解剖记忆法并在教学工作中不断完善。采用形象记忆法可使知识变得直观鲜明,将抽象的内容与直观的形象相结合,用富有特征的具体物像将抽象的解剖知识展示出来。

　　根据 Couinaud 分段法(图 1-1),将肝脏分为 8 段,各个肝段分别用罗马数字Ⅰ～Ⅷ标记[1]。肝脏的立体解剖结构抽象难懂,难以理解记忆,特别是右半肝的Ⅴ、Ⅵ、Ⅶ、Ⅷ段,怎样能与肝脏空间位置的"上、下、前、后"分别对应起来? 怎样能将肝脏分段与具体的物件联系起来? 进而将本知识点的直观形象烙印在医学生的脑海。下面由笔者介绍一种独到、高效地"手足并用"记忆法。将抽象的内容与直观的形象相结合,用生动、丰富的肢体语言将抽象的解剖知识展示出来,巧妙地运用我们的"四肢",进行形象化连接,使解剖关系一目了然。

图 1-1
肝脏 Couinaud
分段法

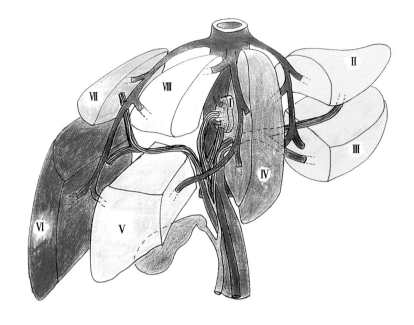

"左手"话"肝段"

● 左手比作右半肝

首先将左手比作右半肝,进行右半肝的"上、下、前、后"分段形象记忆。

如图 1-2,将左手伸出,比作"槽状"姿势,垂直举起。把整个左手看作患者的右半肝,指尖处视为头侧,手腕处视为足侧,拇指侧视为腹侧(前面),小指侧视为背侧(后面),那么"竖直槽状"的左手就是患者站立状态时的右半肝。

图 1-2
左手伸出,比作"槽状"姿势

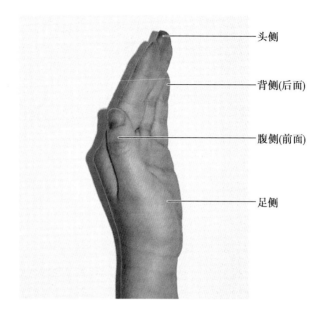

头侧

背侧(后面)

腹侧(前面)

足侧

　　如图 1-3,以掌指关节这个平面作水平垂直于左手竖直方向的切面,把左手分为上下两部分。以左手中指竖直方向这个平面作纵行的切面,把左手分为前后两部分。这时,将我们竖直的左手分为四部分即右前下、右后下、右后上、右前上。以离我们最近的右前下部分为起点,逆时针方向绕一圈,所经过的每一部分,正好看作右半肝的 4 个段,即 Ⅴ、Ⅵ、Ⅶ、Ⅷ段[2]。

　　这样,我们只要伸出左手,画出我们"心中的切面",一个藏在腹腔内的不规则实体器官,一个抽象的三维立体概念,就可以用我们直观的左手进行鲜明、完美地诠释了。

图 1-3
左手切面模式

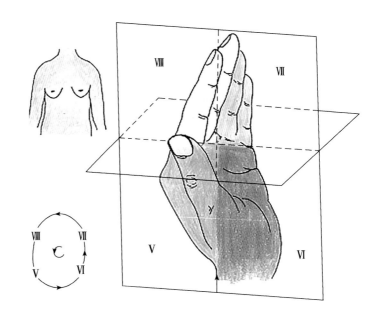

● 左手比作左半肝

　　有了右半肝的形象直观记忆法,左半肝的比拟分段就显得简单多了。当然,所使用的依然是我们的左手。

　　如图 1-4,将左手平展,其形状像一把刀,左手臂向前伸直,手掌与前臂呈垂直方向,这时的左手看作患者站立位时的左半肝。

图 1-4
左 手 伸 出, 比 作 "切刀" 姿势

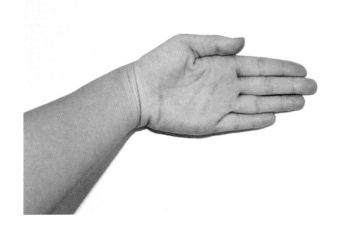

如图 1-5,以掌指关节为界,把手掌部分看作肝左内叶(第Ⅳ肝段),手指部分看作肝左外叶,手指部分的上部看作肝左外叶上段(第Ⅱ肝段),手指部分的下部看作肝左外叶下段(第Ⅲ肝段)。

图 1-5
左手切面模式图

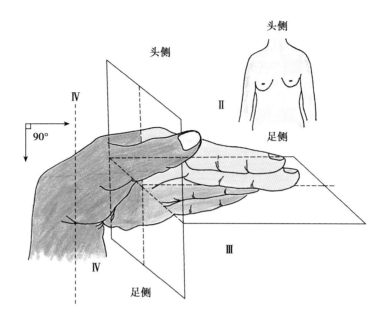

综上所述,运用左手分别做出两种手势,再巧妙地人为分隔,就可以把抽象的肝脏分段知识,形象地呈现在脑海中。

"右手指"话肝外胆道与肝动脉

解剖学上将胆囊管、肝总管及肝脏下缘三者所构成的三角区称为胆囊三角(又称 Calot 三角)[3]。胆囊动脉、肝右动脉、副右肝管常在此区穿过。在临床中,特别强调胆囊三角的概念,是因为胆囊切除术中,只有对解剖学位置有了充分的认识,才不至于误伤肝右动脉和胆管。

我们用右手指做一个特殊的手势,建立空间模型,描述胆囊管、胆管、肝右动脉、肝左动脉的立体位置关系,以助记忆。

如图 1-6,将右前臂和右手水平向前伸直,手指伸展分开,此时情景设定为患者平躺状态。

图 1–6
右手向前伸直

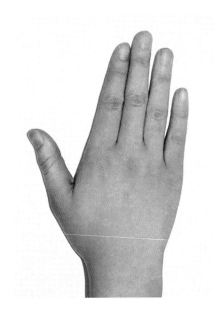

如图 1–7,右手示指翘起压到中指上,把拇指比作胆囊管,示指比作胆管,中指比作肝右动脉,无名指比作肝左动脉,胆管和肝右动脉斜行交叉,肝右动脉在胆囊三角内斜向右侧发出胆囊动脉。

图 1–7
右手示指翘起压到中指上

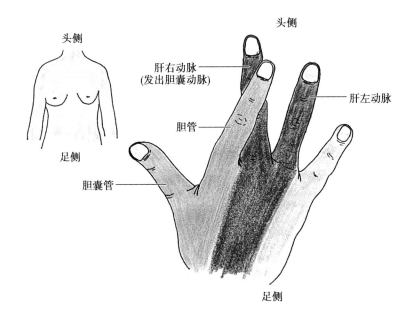

通过上文,肝动脉和胆管在肝外的大致走行与位置关系便可形象地构建在读者脑海中。门静脉位于肝动脉与胆管的后侧。这样,肝十二指肠韧带内主要的三根管道(胆管、肝动脉、门静脉)的立体关系就可以很轻松地被记忆了。

如图1-5,以掌指关节为界,把手掌部分看作肝左内叶(第Ⅳ肝段),手指部分看作肝左外叶,手指部分的上部看作肝左外叶上段(第Ⅱ肝段),手指部分的下部看作肝左外叶下段(第Ⅲ肝段)。

图 1-5
左手切面模式图

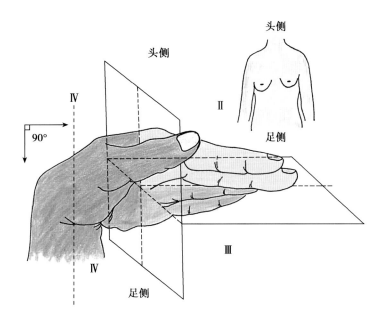

综上所述,运用左手分别做出两种手势,再巧妙地人为分隔,就可以把抽象的肝脏分段知识,形象地呈现在脑海中。

"右手指"话肝外胆道与肝动脉

解剖学上将胆囊管、肝总管及肝脏下缘三者所构成的三角区称为胆囊三角(又称 Calot 三角)[3]。胆囊动脉、肝右动脉、副右肝管常在此区穿过。在临床中,特别强调胆囊三角的概念,是因为胆囊切除术中,只有对解剖学位置有了充分的认识,才不至于误伤肝右动脉和胆管。

我们用右手指做一个特殊的手势,建立空间模型,描述胆囊管、胆管、肝右动脉、肝左动脉的立体位置关系,以助记忆。

如图1-6,将右前臂和右手水平向前伸直,手指伸展分开,此时情景设定为患者平躺状态。

图 1-6
右手向前伸直

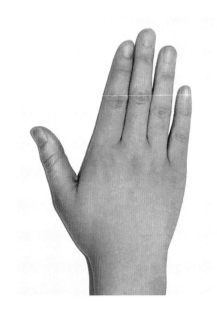

如图 1-7,右手示指翘起压到中指上,把拇指比作胆囊管,示指比作胆管,中指比作肝右动脉,无名指比作肝左动脉,胆管和肝右动脉斜行交叉,肝右动脉在胆囊三角内斜向右侧发出胆囊动脉。

图 1-7
右手示指翘起压到中指上

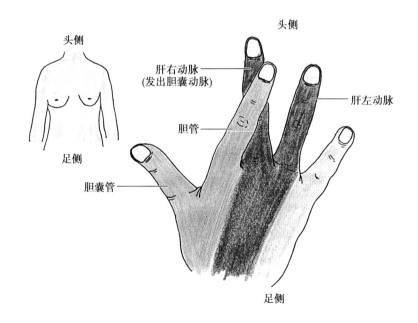

通过上文,肝动脉和胆管在肝外的大致走行与位置关系便可形象地构建在读者脑海中。门静脉位于肝动脉与胆管的后侧。这样,肝十二指肠韧带内主要的三根管道(胆管、肝动脉、门静脉)的立体关系就可以很轻松地被记忆了。

"手足并用"话门体静脉交通支

　　《外科学(第9版)》里讲到《门静脉高压症》这一章时,门静脉和腔静脉之间的四大交通支,是理解和记忆的重要知识点,更是难点与考点。四大交通支在立体空间结构中错综复杂,它们之间分支较多,没有规律可言,死记硬背费时费力,记忆不牢靠。那么四大交通支如何来记呢?

　　如图1-8,"上、下、前、后"四大交通支,"上"就是胃底、食管下段交通支,"下"就是直肠下端、肛管交通支,"前"就是前腹壁交通支,"后"就是腹膜后交通支。

图 1-8
"上、下、前、后"四大
交通支

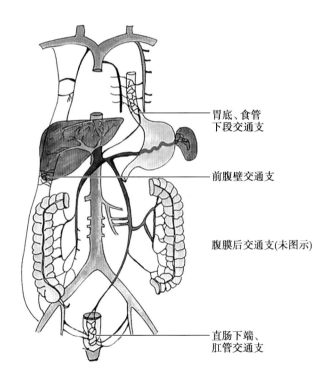

胃底、食管
下段交通支

前腹壁交通支

腹膜后交通支(未图示)

直肠下端、
肛管交通支

　　那么四大交通支与腔静脉、门静脉之间是怎样连接呢? 我们采用"手足并用"的方法,模拟门体静脉及交通支之间的连接关系,化繁为简,轻松理解并记忆。

　　第1步,两手手指呈半握拳状态,两手臂自然放于胸前。

　　第2步,把拇指和小指伸出,两拇指向上和两小指向下,相当于患者站立位(图1-9、图1-10)。

图 1-9
"上、下"交通支手
势图

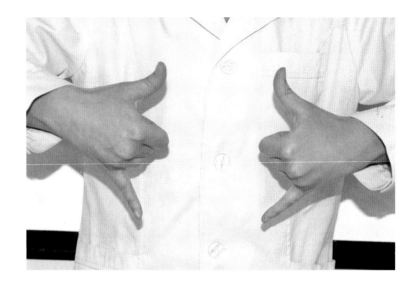

　　左手的空心比作腔静脉,左手拇指、小指连接腔静脉的分支;右手的空心比作门静脉,右手拇指、小指连接门静脉的分支,大拇指和小指之间用"脚"来连接即"脚(交)通支",取谐音即为"交通支"。

图 1-10
"上、下"交通支手足
模式图

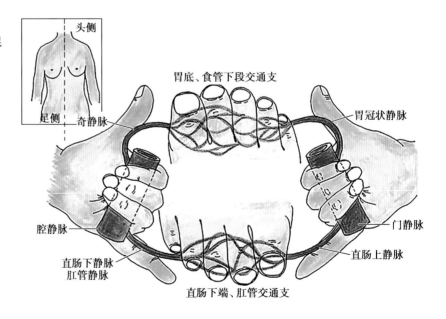

　　此时,"上交通支"就是胃底、食管下段交通支,连接在奇静脉(左大拇指)和胃冠状静脉(右大拇指)之间。"下交通支"就是直肠下端、肛管交通支,连接在直肠上下静脉(右小指和左小指)之间。

第3步,两手手指呈半握拳状态,两手臂自然放于水平桌面上。

第4步,拇指和小指伸出,两拇指向后和两小指向前,相当于患者站立位(图1-11、图1-12)。

图1-11
"前、后"交通支手势图

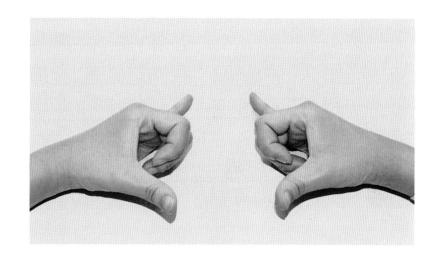

图1-12
"前、后"交通支手足模式图

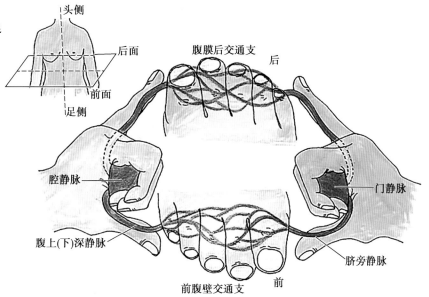

同上,左手的空心比作腔静脉,左手拇指、小指连接腔静脉的分支。右手的空心仍比作门静脉,右手拇指、小指连接门静脉的分支。

此时,"前交通支"就是前腹壁交通支,连接在腹上、下深静脉(左大拇指)和脐旁静脉(右大拇指)之间。"后交通支"就是腹膜后交通支。

(任建军 杨景瑞 刘瑞)

参考文献

[1] COUINAUD, C. Surgical anatomy of the liver revisited [M]. C. Couinaud, 1989.

[2] WANG L, YANG J R, LIU R, et al. "Hands" figural teaching method in hepatic anatomy:A surgeon's teaching experience[J].Asian J Surg, 2019, 42（4）:577–579.

[3] ABDALLA S, PIERRE S, ELLIS H.Calot's triangle[J].Clin Anat, 2013, 26(4): 493–501.

2 腹腔镜胆囊切除术式优化

■ 概述

　　胆囊结石是一种常见病、多发病。胆囊切除术是治疗有症状胆囊结石的一种常用方法。1987 年法国妇产科医师 Phillipemouret 成功实施第一例腹腔镜胆囊切除术(laparoscopic cholecystectomy, LC)[1]。LC作为常规手术,具有损伤小、恢复快、疼痛轻、瘢痕不易发现等优点 [2]。然而,因为临床医师经验不同及患者个体差异,在进行 LC 手术时,胆道损伤时有发生,有时胆道的损伤会造成灾难性的后果 [3]。近年来,笔者团队根据临床经验,总结出"多维多角度点面模型体系理念",与常规腹腔镜胆囊切除术相比,以此理念进行手术已取得良好的手术效果,胆道损伤得到有效控制 [4]。

■ 适应证、禁忌证、相对禁忌证 [2,5]

● 适应证

1. 结石数量多及结石直径大于等于 2cm。
2. 胆囊壁钙化或瓷性胆囊。
3. 伴有胆囊息肉,直径大于等于 1cm。
4. 胆囊壁增厚(厚度大于 3mm)及伴有慢性胆囊炎。

● 禁忌证

1. 无症状的胆囊结石,无切除必要。
2. 合并胆总管结石,且没有条件经内镜、腔镜探查取出。
3. 怀疑为胆囊癌。

● 相对禁忌证

1. 上腹部手术史。

2. 肥胖。

3. 肝硬化和门静脉高压症。

4. 萎缩性胆囊炎。

5. 急性胆囊炎和急性化脓性胆囊炎。

6. 心肺功能不全者。

以上相对禁忌证初学者要严格恪守。当操作熟练和积累相当经验后,可以逐渐放宽。

LC 优化术式步骤及术时体会

1. 局部麻醉

● 操作步骤

(1) 主操作孔处用局部麻醉药,进针打成橘皮样(图 2-1)。

(2) 进针至腹膜附近,打成球样隆起(图 2-2)。

(3) 边退针边打,局部逐层浸润麻醉。

图 2-1
主操作孔处橘皮样
局部麻醉

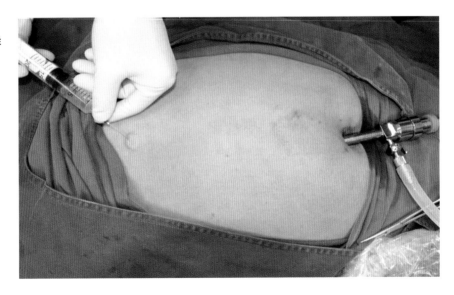

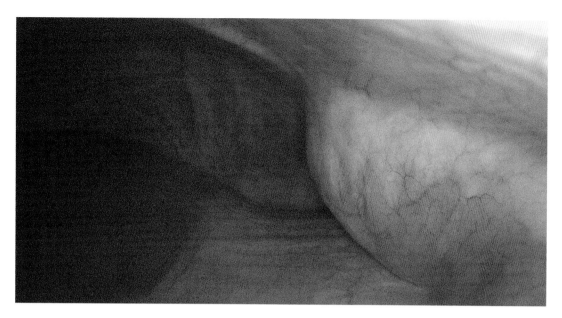

图 2-2　主操作孔处腹膜球样隆起

● **术时体会**

多模式镇痛,优点在于术后可明显减轻疼痛。

2. 右手操作孔切口选择

● **操作步骤**

(1) 选择剑突下右手操作孔时,尽量选纵行切口(图 2-3)。

(2) 此处戳卡最佳位置选取在肝圆韧带右侧边缘。

(3) 穿刺腹壁时注意不要穿入一层后退戳卡或改变穿刺方向,应保持穿刺动作连贯。

(4) 原则上穿刺后的戳卡方向与胆囊床平面尽量平行为宜(图 2-4)。

图 2-3
右手操作孔处纵行切
口(黑色箭头)

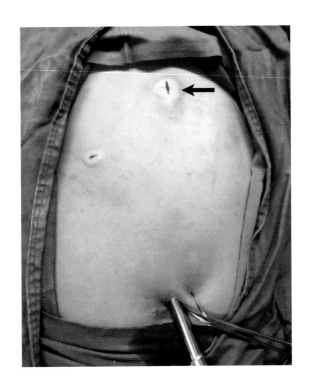

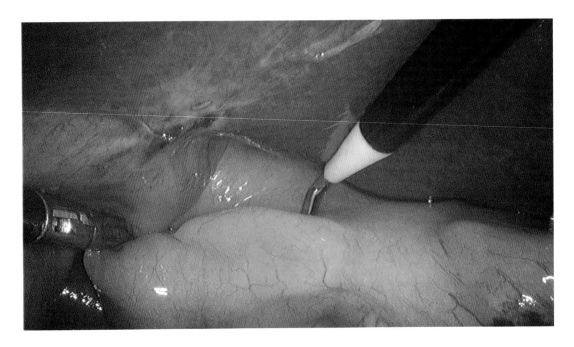

图 2-4 戳卡方向与胆囊床平面平行

● 术时体会

（1）如果结石较大需要延长切口时,横切口易损伤腹壁上动静脉。

（2）纵行切口优势在于扩张切口时顺肌肉方向分离,不易撕裂出血。

（3）戳卡最佳位置选在肝圆韧带右侧边缘,不会因肝圆韧带影响操作。

（4）从工学角度讲,如果戳卡不能连贯穿入,会造成操作僵硬、角度固定、灵活度受限。

（5）原则上穿刺后的戳卡方向与胆囊床平面尽量平行为宜,这个位置的选择在保证操作的同时,器械杆又能把肝脏挡起,术野显露更佳。

3. 左手操作孔切口位置选取

● 操作步骤

（1）左手操作孔的选择应离开肋缘至少两横指宽(在气腹建立后)。

（2）与主操作孔间形成适当距离,大约一拳左右。

（3）此处麻醉方法参考主操作孔处(图 2-5、图 2-6)。

（4）LC 手术操作孔准备全部完成(图 2-7)。

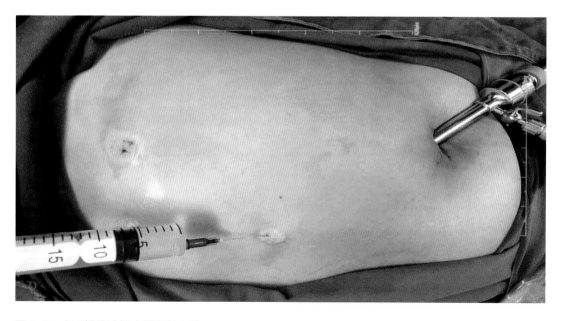

图 2-5　左手操作孔橘皮样局部麻醉

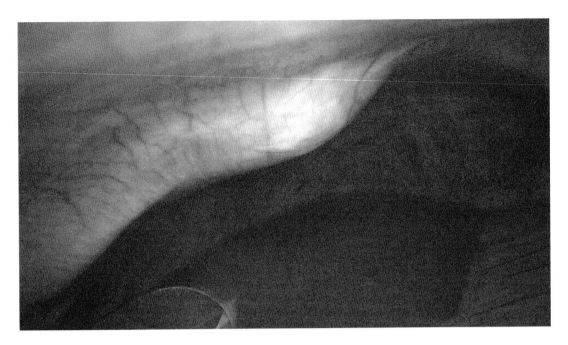

图 2-6 左手操作孔腹膜球样隆起

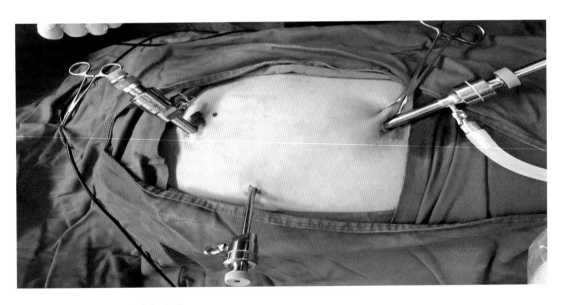

图 2-7 LC 所需操作孔全部完成

● **术时体会**

(1) 左手操作孔的选择应离开肋缘至少两横指宽,这样选择可以保证戳卡不会戳到肋缘神经,从而避免术后产生长期疼痛。

(2) 两孔距离太远或者太近,均会因为距离问题导致操作困难。

4. 显露胆囊管和胆囊动脉

● 操作步骤

（1）以肝圆韧带向下延续的肝十二指肠韧带为基线，注意不能超越此线向左侧方向找胆囊管（图 2-8）。

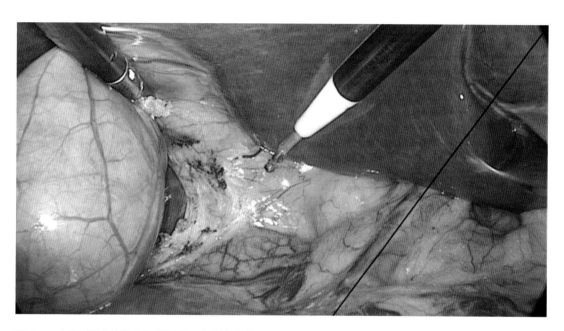

图 2-8　不要超过基线找胆囊管（图注黑线为基线）

（2）先以围胆囊三角前区域（简称"前三角"）为中心，用电凝钩把浆膜薄薄地向右向上打开，紧贴肝脏与浆膜间进行（图 2-9），切到胆囊体部浆膜处（图 2-10）。

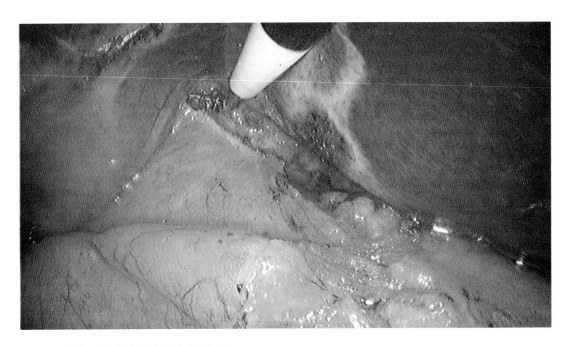

图 2-9 "前三角"浆膜紧贴肝脏充分打开

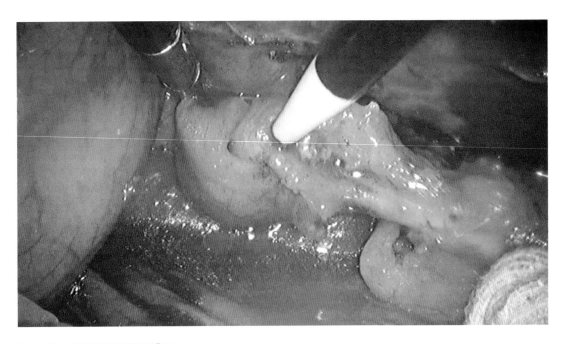

图 2-10 切到胆囊体部浆膜处

　　(3) 向左向下把肝总管、胆总管前的部分浆膜切开(图 2-11),显露出肝总管部分前壁(图 2-12)。

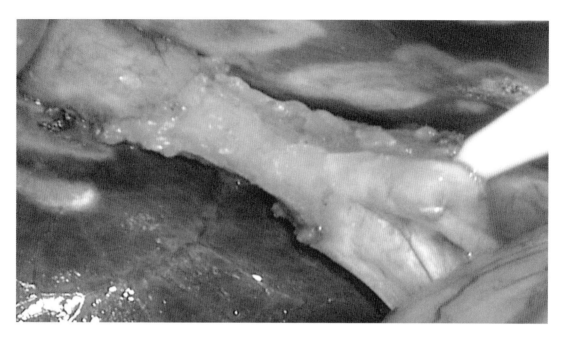

图 2-11 切开肝总管、胆总管前部分浆膜

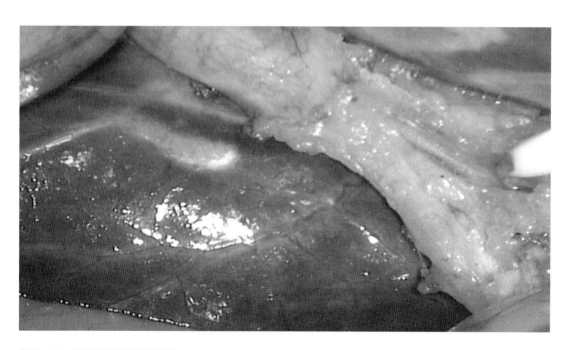

图 2-12 显露肝总管部分前壁

(4) 打开围胆囊三角后区域(简称"后三角")的浆膜,顺着前壁打开的浆膜间隙,充分向右切开(图 2-13)。

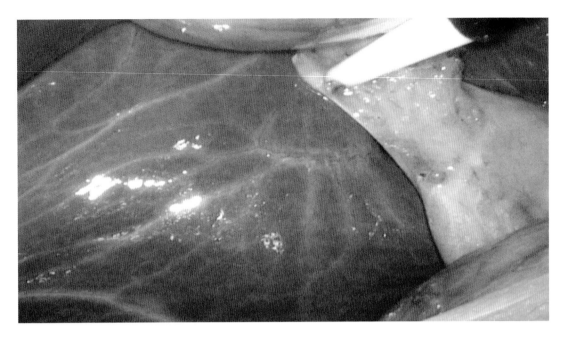

图 2-13 打开"后三角"浆膜

    （5）再返回"前三角"，将胆囊管前的结缔组织一点一点地分离开，从而显露胆囊管前壁（图 2-14）。

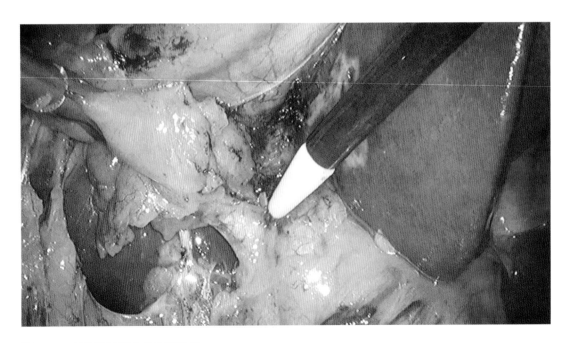

图 2-14 分离胆囊管前的结缔组织

（6）把胆囊动脉前的结缔组织一点一点地分离开,从而显露胆囊动脉前壁(图 2-15、图 2-16)。

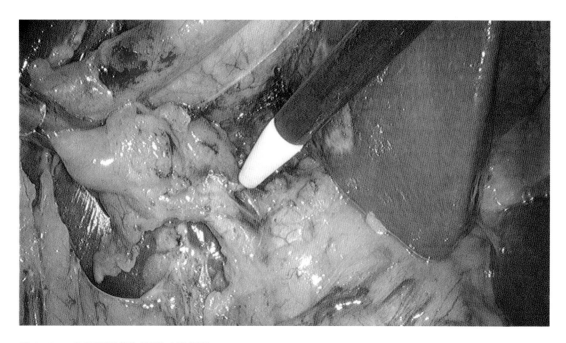

图 2-15 分离胆囊管与胆囊动脉间隙

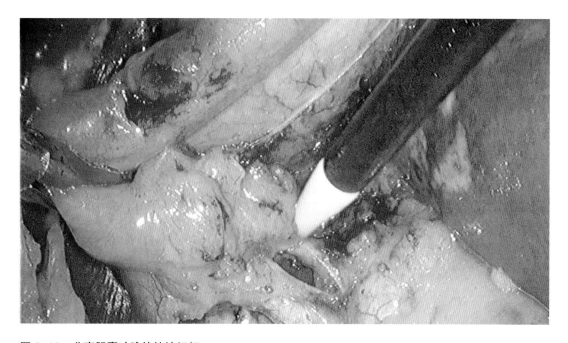

图 2-16 分离胆囊动脉的结缔组织

(7) 把胆管和肝右动脉当做"鱼脊骨",把胆囊管和胆囊动脉当做"鱼刺",要像剔鱼骨一样,把"鱼刺"周围的组织,用电钩顺"鱼刺"方向薄薄地分层打开,尽量使打开的范围足够大(图 2–17)。

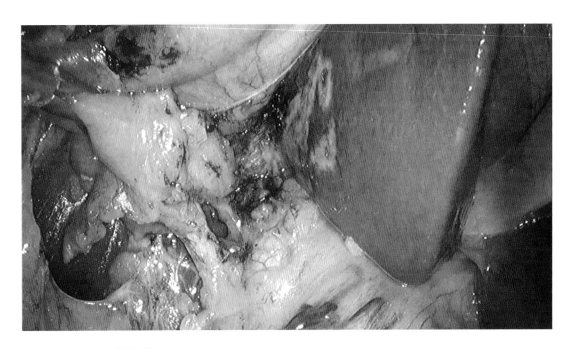

图 2–17　建立鱼刺骨架体系

● 术时体会

(1) 若患者的胆囊管较短,并且胆囊颈周围脂肪较多,游离不充分时,极易把较细的胆总管或肝总管提起,当作胆囊管而误断。

(2) 若分离不到位:①容易残留过多胆囊管及胆囊管结石;②可能造成灾难性的胆管损伤。本优化术式打开肝总管、胆总管前壁浆膜,可以从多角度避免胆管损伤。

(3) 以"前三角"为中心,用电凝钩把浆膜薄薄地向右向上打开,紧贴肝脏与浆膜间进行,切到胆囊体部的浆膜处。切记需要一薄层"翻书样"打开,切开一个面而不是一个点,由线到面,充分游离显露"三管"(胆囊管、肝总管、胆囊动脉)关系。

(4) 电凝钩分离组织时尽量能透过组织看到电凝钩,先分离切开较松软的组织,在此之前,不要轻易先离断较结实的条索样组织,以免误伤。

(5) 分离"前三角"时要建立"鱼刺骨架"概念,由面到体,建立三维模型体系,顺着所需方向分离切开(而不是电凝钩盲目地操作)。

5. 处理胆囊管和胆囊动脉

● 操作步骤

（1）胆囊管两端用可吸收夹夹闭，剪断胆囊管（图 2-18）。

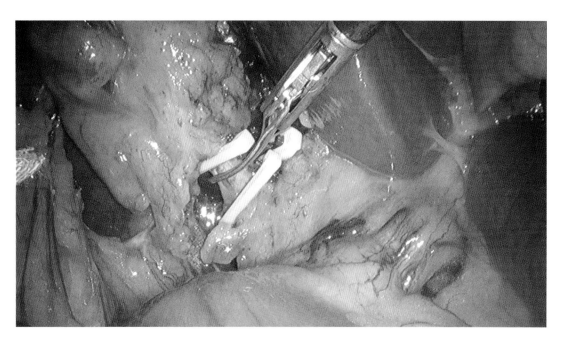

图 2-18　剪断胆囊管

（2）胆囊动脉用可吸收夹夹闭，分离钳夹住近胆囊侧，用剪刀剪断（图 2-19），胆囊侧动脉残端电凝（图 2-20）。

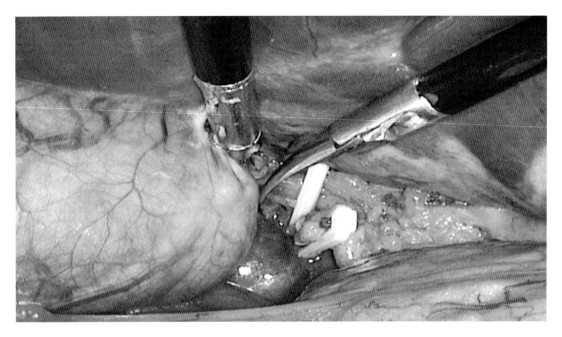

图 2-19　分离钳夹住胆囊动脉,近胆囊侧剪刀剪断

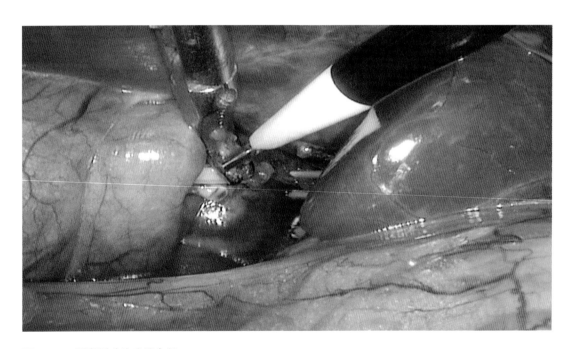

图 2-20　胆囊侧动脉残端电凝

● 术时体会

（1）切勿强行分离之后盲目上夹,这样容易撕破小静脉出血。

（2）胆囊管应尽可能留有足够距离，靠近胆囊侧剪断，以免夹子脱落。

（3）胆囊动脉切断时，不宜用电凝，电凝容易使热量传导而使夹闭的动脉炭化，导致夹子后期脱落，引起致命性出血。

（4）胆囊侧动脉残端电凝，目的是避免残端出血影响术野。

6. 取出胆囊

● **操作步骤**

用取石钳夹住胆囊管和夹子（图 2-21）。

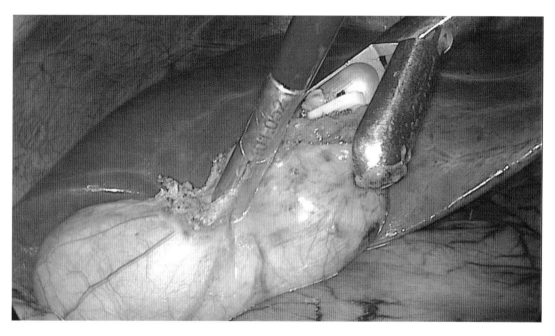

图 2-21　取石钳夹持胆囊

● **术时体会**

这样操作夹子不会被卡在切口内，也不会因夹破撕裂胆囊管而使胆汁流入切口。

7. 检查，缝合

● **操作步骤**

用干净纱布块蘸创面，仔细检查有无出血、胆漏等其他情况，缝合，术毕。

优化术式优点小结

1. 首先要在心中建立 LC 手术的模型理念，即充分利用肝十二指肠韧带、肝圆韧带等解剖标志。"前三角""后三角"处"翻书样"打开一薄层浆膜，切记打开一个面而不是一个点。之后建立"鱼刺骨架"模型，由点到面，由面到体，步步为营，多维多角度地建立点面模型体系。

2. 模型体系理念的精髓在于解剖和暴露，在充分熟悉解剖结构的基础上，掌握正确标准的手术方法才能使手术干净利索，在日后的操作中做到胸有成竹。

3. 本 LC 优化术式主要在常规手术的基础上不断地革新改进，目的是为青年医师提供一个良好准确的手术标准及思路。LC 手术操作时，对于"度"的把握比较关键，需要经过不断地实践体会，才能提升手术质量，减少不必要的并发症。

视频 1　腹腔镜胆囊切除术式优化

（任建军　王家兴　乔建梁）

■ 参考文献

[1] LITYNSKI G S.Profiles in laparoscopy：Mouret，Dubois，and Perissat：the laparoscopic breakthrough in Europe（1987–1988）[J].Journal of the Society of Laparoendoscopic Surgeons，1999，3（2）：163–167.

[2] 陈孝平，汪建平，赵继宗 . 外科学 [M].9 版 . 北京：人民卫生出版社，2018.

[3] MEREDITH B，HORACIO J A，CHIEN H L，et al.Bile duct injury and morbidity following cholecystectomy：a need for improvement[J].J surgical endoscopy and other interventional techniques，2018，32（4）：1683–1688.

[4] WANG J X，ZHANG Q，SHEN W F，et al.Laparoscopic cholecystectomy surgery model's system idea for multi–dimensional multi–angle reduction of bile duct injury：A surgeon's experience[J].Asian Journal of Surgery，2019，42（3）：524–525.

[5] 吴孟超，吴在德 . 黄家驷外科学 [M].7 版 . 北京：人民卫生出版社，2008.

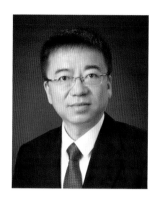

刘连新
中国科学技术大学附属第一医院
教育部长江学者特聘教授
中组部"万人计划"领军人才入选者
科技部中青年科技创新领军人才

　　该优化术式细节的处理比较细腻，尤其将手术操作拟化，解剖结构物化，例如"由线到面""翻书样""鱼刺骨架"概念的出现，在给青年医师直观理念的同时，体现了外科手术充分解剖暴露的精髓，值得推广。

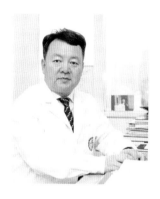

王文涛
四川大学华西医院
中国医师协会肝包虫病外科医师专业委员会副主任委员
中华医学会外科学分会外科手术学学组委员

　　该优化术式在充分解剖的基础上，以胆囊管与胆管交汇点为起点，通过肝十二指肠韧带的标识作用，多维多角度的建立一种手术模型体系。从点、线、面、体逐步递进，环环相扣。对于外科医师而言，把握总体、步步为营，会减少副损伤的风险。

3 难切胆囊术式优化

概述

胆囊切除是腹部外科常见的手术之一,92% 医源性胆管损伤发生在胆囊切除术中[1],尤其在某些难切除胆囊条件下更容易发生。胆囊结石嵌顿时间较长,胆囊炎反复发作者近期急性发作时,这样的胆囊往往会发生严重的瓷化、纤维化及粘连。胆囊常会被周围组织(网膜、结肠、十二指肠甚至胃)包裹,纤维化粘连成为"冰冻状",没有分离间隙,导致胆囊三角及其周围的游离十分困难。对于这样的胆囊来说,在开腹或者腹腔镜下解剖胆囊三角都有可能造成肝脏、胆道、动脉及周围粘连器官的损伤。本章节主要介绍一种治疗难切除胆囊的开腹手术方法[2],这种方法同样适用于腹腔镜,此优化术式极大降低了胆道、动脉等损伤的风险,供同道借鉴参考。

难切胆囊病理类型[3]

1. Calot 三角区炎性水肿或严重粘连致三角区组织增厚或伴有异常的胆管、肝管和血管走行,难以准确判断肝总管、胆总管和胆囊管的解剖关系。

2. 胆囊明显增大、积液、积脓,与周围组织广泛粘连成包裹性团块,或同时伴有胆囊内瘘。

3. 胆囊纤维化萎缩、囊壁增厚、囊腔窄小、紧包结石、萎缩胆囊深埋入胆囊床。

4. 胆囊颈部巨大结石嵌顿或肿大的淋巴结压迫使胆囊管阻塞、变形。

5. 胆囊与胆囊床间隙呈"胼胝性"粘连,并且胆囊床上的肝缘出现皱褶内陷。

6. 伴肝硬化门脉高压，肝十二指肠韧带处有大量扩张曲张的薄壁静脉，肝门区广泛充血，门静脉肝侧支形成稠密的血管性粘连，分离时导致严重出血。

■ 典型病例

● 基本信息

患者，男，72 岁，汉族，因"间断右上腹痛 4 年，经皮经肝胆囊穿刺置管引流术（PTGD）后 1 个月，发热 1 天"入院。

● 病史

患者于 4 年前进食油腻食物后出现右上腹痛，呈间断性钝痛，4 年来患者右上腹痛间断反复发作，可自行缓解，未予系统诊治。1 月前患者无明显诱因再次出现右上腹持续性疼痛阵发性加重，伴恶心、呕吐，发热，体温最高达 38.3℃，于当地医院控制感染对症治疗 1 周，症状无明显好转，转入我科。于我科行相关检查后诊断为"胆囊结石伴慢性胆囊炎急性发作（Mirizzi 综合征）"，行 PTGD 引流治疗，好转。1 天前患者无明显诱因再次出现右上腹痛，行血常规、肝功能、MRI 上腹部 + 胆道水成像 +DWI 检查。

● 体格检查

皮肤巩膜无黄染，腹部平坦，腹壁软，墨菲征（+），右上腹压痛、无反跳痛及肌紧张。

● 实验室检查

PTGD 术前及胆囊切除术前血常规、生化检查（表 3-1、表 3-2）。

表 3-1　PTGD 术前化验检查

代号	项目名称	结果		单位	参考值
CRP	C 反应蛋白	100.58	↑	mg/L	0~5
WBC	白细胞	20.35	↑	10^9L^{-1}	3.5~9.5
ALT	谷丙转氨酶	181.3	↑	U/L	7~40
AST	谷草转氨酶	135.5	↑	U/L	13~35
TBIL	总胆红素	48.1	↑	μmol/L	3~20
DBIL	直接胆红素	40.1	↑	μmol/L	0~6.8
IBIL	间接胆红素	8.0	–	μmol/L	0~14.5

表 3-2　胆囊切除术前化验检查

代号	项目名称	结果		单位	参考值
CRP	C 反应蛋白	< 0.50	–	mg/L	0~5
WBC	白细胞	5.28	–	10^9L^{-1}	3.5~9.5
ALT	谷丙转氨酶	23.3	–	U/L	9~50
AST	谷草转氨酶	15.8	–	U/L	15~40
TBIL	总胆红素	8.9	–	μmol/L	3~20
DBIL	直接胆红素	4.4	–	μmol/L	0~6.8
IBIL	间接胆红素	4.5	–	μmol/L	0~14.5

● **辅助检查**

　　MRI 上腹部 + 胆道水成像 +DWI 示（PTGD 术前）:胆囊炎、胆囊结石;Mirizzi 综合征致肝内胆管扩张（图 3-1、图 3-2）。

图 3-1
胆囊颈部结石(白色箭头)

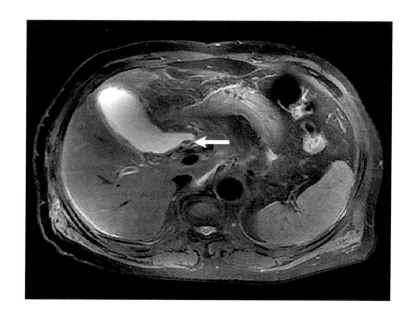

图 3-2
肝内胆管扩张(红色箭
头);Mirizzi 综合征致
胆道受压(白色箭头)

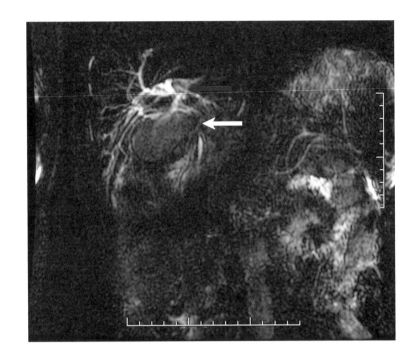

MRI 上腹部 + 胆道水成像 +DWI 示(PTGD 术后 30 天):胆囊引流
术后,胆道未见明显异常(图 3-3)。

图 3-3
胆囊引流术后胆道较
前通畅(白色箭头)

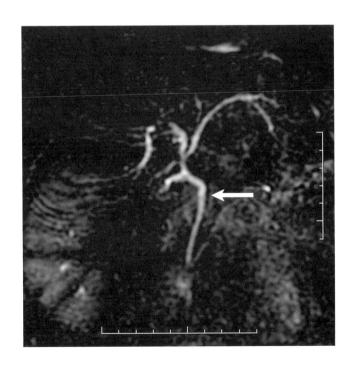

MRI 上腹部 + 胆道水成像 +DWI 示（手术治疗后 4 月余）：胆囊切除术后，胆道未见明显异常（图 3-4）。

图 3-4
胆囊切除术后胆道通畅（白色箭头）

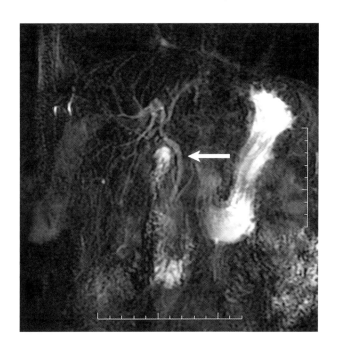

● 诊断

1. 胆囊结石伴急性化脓性胆囊炎
2. PTGD 术后
3. 高血压 1 级（很高危）
4. 2 型糖尿病

病例特殊点

1. 患者胆囊颈部结石持续嵌顿，导致胆囊炎性水肿及粘连严重，故先行超声引导下经皮经肝胆囊穿刺置管引流术（PTGD）胆囊减压。

2. 该患者 PTGD 术后，无胆汁引出，胆囊颈部结石仍持续嵌顿，并且穿刺管挤压结石和胆囊颈部，加重了胆管与胆囊之间的纤维化粘连。

3. PTGD 术后，胆管、胆囊颈部周围的炎症减轻，胆管受压明显好转。

4. 近日两次出现疼痛，因穿刺管受堵，胆囊内分泌液再次化脓引起。

难切胆囊优化术式步骤及术时体会

1. 切口选择

● 操作步骤

取右上腹经腹直肌切口。

● 术时体会

选择右上腹经腹直肌切口,一旦需要胆道探查的话,便于选择放置 T 管的位置。

2. 进腹找胆囊

● 操作步骤

(1) 先找到胆囊底部,包裹粘连严重时,紧贴肝脏近胆囊底处分离切开粘连组织,显露胆囊底部。

(2) 用艾丽斯钳提起胆囊底部。

(3) 胆囊与组织的粘连,用吸引器刮、吸、推、剥进行钝性分离,适当的时候锐性切开,胆囊的游离面和周围粘连依上述方法尽量向左分离至胆囊颈部(图 3-5)。

图 3-5

显露胆囊、分离粘连

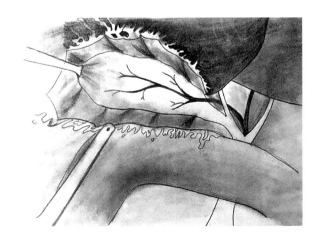

● 术时体会

(1) 因吸引器能及时吸走渗血,使术野显露清晰,可以充分显露粘连处的间隙。

（2）遇到条索贴近胆囊侧锐性切开,不至于锐性分离误入粘连组织内部,而使粘连组织破裂,如肠管分离破裂。

（3）艾丽斯钳具有夹持紧,不易撕脱胆囊等优点,故优先使用。

3. 纵行劈开胆囊

● 操作步骤

（1）顺着胆囊床,贴着肝脏纵行切开胆囊至胆囊颈部,止血吸引干净,清楚显露胆囊 Hartman 袋处(图 3-6)。

（2）残留一部分胆囊近肝脏侧。

图 3-6
纵行切开胆囊

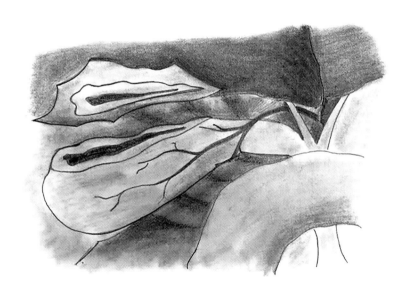

● 术时体会

（1）始终以胆囊腔内为指引,腔内变窄的地方,其上方为纵行切开处的终点。

（2）减压后颈部的结石可以顺利取出,这样可以清楚地看到胆囊管开口处,明确胆囊管走行方向。

4. 横行切断胆囊

● 操作步骤

胆囊颈部远端横行切断胆囊,遇到明显出血时钳夹,可起到止血及提拉效果(图 3–7)。

图 3–7
横行切断胆囊

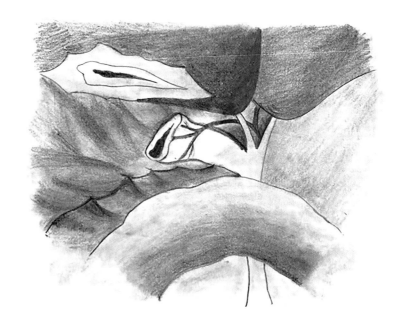

● 术时体会

(1) 横行切断胆囊,便于显露胆囊颈部开口,且不会遮挡视野。

(2) 横断过程可以发现胆囊动脉,出血位置也为胆囊动脉走行方向提供了线索,便于找到并分离胆囊动脉。

5. 分离胆囊颈部、胆囊动脉及胆囊管

● 操作步骤

(1) 以胆囊颈部腔内为指引,环绕其周围,不能远离腔,用吸引器刮、吸、推、剥进行钝性分离,遇到条索时,贴近胆囊颈部用分离钳小束分离,结扎切断(图 3–8)。

图 3-8
分离胆囊颈部

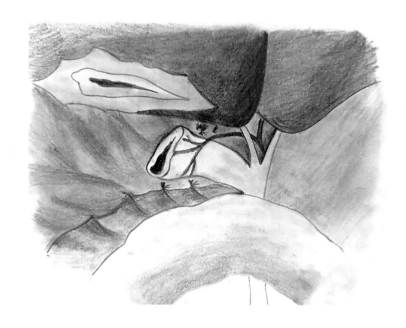

（2）以第一次横断胆囊，胆囊壁上动脉出血处为指引，向胆囊三角处贴着胆囊管刮、吸、推、剥进行钝性分离，游离出胆囊动脉，钳夹切断结扎（图 3-9）。

图 3-9
分离、结扎胆囊动脉

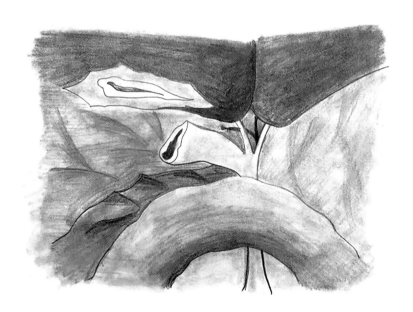

（3）若第一次横断胆囊的位置在胆囊颈部近体部处，胆囊残留较多，视野不清，需要继续以此方法向下分离，预留足够长的胆囊管，再次横行剪断胆囊颈部（图 3-10）。依（2）的方法游离钳夹切断结扎胆囊动脉。

图 3-10
分离胆囊管

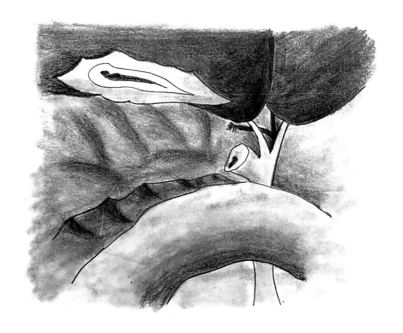

● 术时体会

（1）横断胆囊尽量贴近胆囊颈部，适当多次横断，这样可避免在上提时将粘连在胆囊的胆管剪断，造成不必要的损伤。

（2）胆囊颈部的出血处越靠近胆囊三角，越能指示胆囊动脉的位置，分离胆囊动脉就更安全准确。

（3）适当多次横行切断胆囊，便于确认胆囊管管口位置及其内有无结石。

6. 确定胆囊管并结扎

● 操作步骤

确定胆囊管管口，且有胆汁流出，或者从开口处用胆道探子探查，确定胆总管位置，距离胆总管适当位置钳夹、结扎胆囊管（图 3-11）。

图 3-11
结扎胆囊管

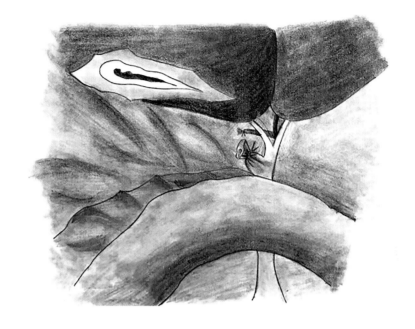

● **术时体会**

　　这样操作可以进一步确定胆囊管内有无残留结石,若水肿、炎症、纤维化增厚严重时要缝扎胆囊管。

7. 电灼残留于肝脏面的胆囊黏膜

8. 冲洗、检查

● **操作步骤**

　　有无出血,用白纱布检查术区有无胆漏。

9. 放置引流管、关腹

■ 优化术式优点小结

　　1. 与常规开腹胆囊切除相比,该术式是先从胆囊底部开始解剖,先纵行切开胆囊然后横行切开胆囊,这样的操作顺序使得解剖更为清晰,可避免肝脏、胆道的损伤。

2. 在横行切断胆囊时,选择适当多次切断,这样可避免在上提时将粘连在胆囊的胆管剪断,造成不必要的损伤。始终以胆囊颈部及胆囊管腔内为指引,以腔为导向,不会远离胆囊而误伤周围组织。

3. 整个手术过程中我们充分利用了吸引器进行刮、吸、推、剥等钝性分离,这样可以使手术视野始终保持清晰,钝锐结合分离,小束分离结扎,保证手术顺利完成,而不误伤组织。

视频 2　难切胆囊术式优化

（任建军　张乾　牛剑祥）

参考文献

[1] 黄志强. 医源性胆管损伤:老问题, 新意义 [J]. 中国实用外科杂志 ,1999 (8):451–452.

[2] ZHANG Q,WANG J X,WANG L,et al.Modified complex open cholecystectomy reduces the risk of bile duct injury:A surgeon's experience[J].Asian J Surg.2019,42(3):522–523.

[3] 高福林. 难切胆囊术中处理的对策 [J]. 华夏医学 ,2002,15(1):33–35.

专家点评

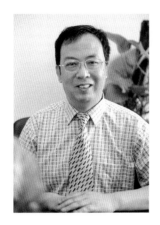

刘颖斌
上海交通大学医学院附属新华医院
教育部"长江学者"特聘教授
中国医师协会外科医师分会委员

  在一些难切除胆囊中，胆道的损伤时有发生，编者难切胆囊优化术式体现出了一个外科医师的独到见解，多次、多面切断胆囊，这样可做到步步为营，心中有数。

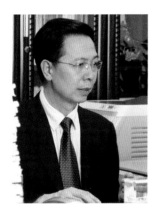

乔铁
广州市番禺区第二人民医院
中国发明协会会员
中日医学科技交流协会肝胆胰内镜专业委员会副主任委员

  该优化术式手法独特，器械应用灵活。纵行、横行切断胆囊有利于充分显露视野，不至于盲目分离，减少了胆道的致命性损伤，这种术式值得在青年医师中推广。

4 腹腔镜胆道探查取石 T 管引流术式优化

概述

　　胆总管切开取石、T 管引流术适用于单纯胆总管结石,胆管上下端通畅,无狭窄或其他病变者[1]。若伴有胆囊结石和胆囊炎,应同时行胆囊切除术。我国成年人胆囊结石的患病率为 7%~10%,10%~15% 胆囊结石患者合并胆总管结石[2]。1991 年美国 Phillip 等率先开展了腹腔镜胆道探查取石 T 管引流术(laparoscopic choledocholithotomy T–tube drainage,LCHTD)并获得了成功[3]。随着腹腔镜的发展,有经验的外科医师更倾向于运用 LCHTD 对胆总管结石患者进行诊治[4]。T 管引流是一种安全有效的术后胆道减压方法,LCHTD 的并发症有胆漏、出血、胆管残留结石、胆管狭窄等[5],因此对于腹腔镜胆道探查取石 T 管引流技巧的掌握以及经验的领悟是十分有必要的。本章节介绍的优化术式容易操作,方便胆道镜使用而取净结石,有效降低术后胆漏及胆道狭窄的发生,供同道借鉴及参考[6]。

适应证与禁忌证[7,8]

● 适应证

1. 急性化脓性胆管炎、慢性胆管炎、管壁增厚。
2. 胆总管内结石或异物。
3. 阻塞性黄疸。
4. 从手术探查或术中造影发现肝胆管病变。
5. 胆总管显著扩张。

6. 胆囊管显著扩张而胆囊内为细小结石者。

7. 胰头肿大、胆总管明显扩张、有急性胰腺炎病史。

8. 有梗阻性黄疸病史。

● 相对禁忌证

1. 既往有上腹部开腹手术史,尤其是胆道手术者。
2. 胆总管结石合并肝内胆管结石。
3. 胆总管结石伴有重症急性化脓性胆管炎。

典型病例

● 基本信息

患者,女,64 岁,汉族,因"间断性右上腹痛 10 天,加重伴皮肤黄染 1 天"入院。

● 病史

患者于 10 天前无明显诱因出现右上腹疼痛,阵发性加剧,疼痛呈绞痛,伴恶心、呕吐、发热,自行口服消炎药,症状有所缓解,未系统治疗。1 天前上述症状再次发作,较前加重,伴皮肤黄染。

● 体格检查

皮肤巩膜轻度黄染,腹部平坦,腹壁软,未见胃肠型及蠕动波,墨菲征(+),伴右上腹压痛,无反跳痛及肌紧张。

● 实验室检查

术前血常规及生化检查(表 4-1)。

表 4-1　术前化验检查

代号	项目名称	结果		单位	参考值
CRP	C 反应蛋白	23.70	↑	mg/L	0~5
ALT	谷丙转氨酶	186.2	↑	U/L	7~40
AST	谷草转氨酶	49.5	↑	U/L	13~35
TBIL	总胆红素	78.1	↑	μmol/L	3~20
DBIL	直接胆红素	71.6	↑	μmol/L	0~6.8
IBIL	间接胆红素	6.5	-	μmol/L	0~14.5

● 辅助检查

MRI+ 胆道水成像 +DWI 示：①胆囊炎，胆囊充满型小结石（图 4-1）；②肝总管、胆总管多发结石，胆道轻度扩张（图 4-2）。

图 4-1
胆囊炎，胆囊充满型
小结石（白色箭头）

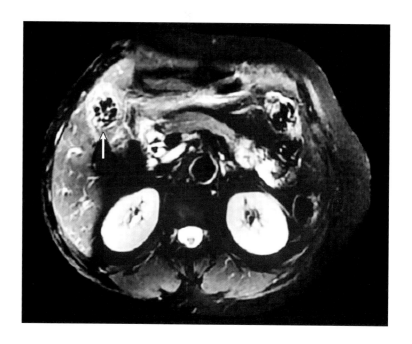

图 4-2
肝总管多发结石（蓝
色箭头）；胆总管多发
结石，胆道轻度扩张
（红色箭头）

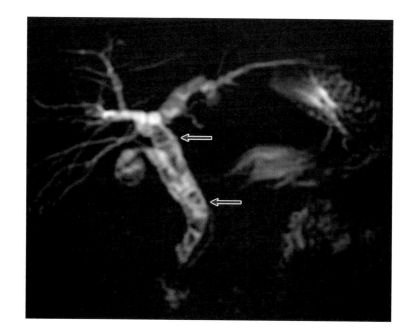

● 诊断

  1. 胆总管结石

  2. 胆囊结石伴慢性胆囊炎

  3. 梗阻性黄疸

LCHTD 优化术式步骤及术时体会

1. 造气腹、进镜

● 操作步骤

（1）脐部局部麻醉，切开。

（2）造气腹（气腹腹压在 12mmHg 左右，1mmHg=0.133kPa），用 10mm 戳卡穿刺，从此处进镜（图 4-3）。

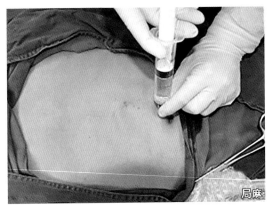
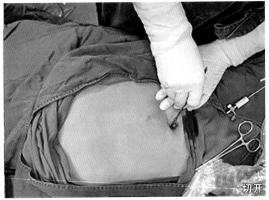
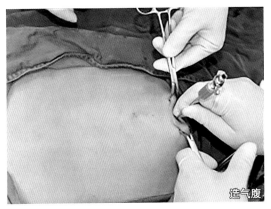
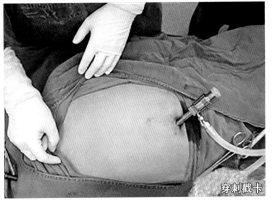

图 4-3　局部麻醉、切开、造气腹、穿刺戳卡

● 术时体会

探查腹腔情况,判断可否进行腹腔镜手术。

2. 确定主操作孔位置

● 操作步骤

根据胆总管位置,选戳孔点和胆总管切开处连线与纵轴线形成约 60° 的夹角为宜进行打孔,打局部麻醉药,切开,戳入 12mm 一次性戳卡(图 4-4)。

图 4-4
主操作孔位置

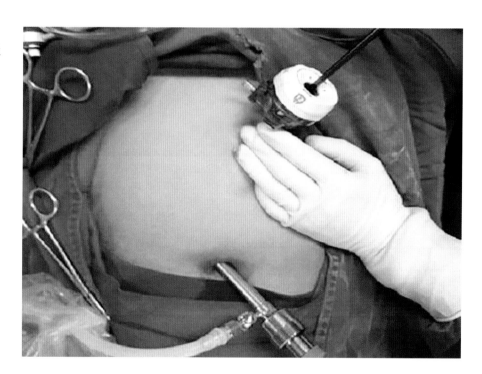

● 术时体会

主操作孔一般在正中线偏左肋缘下方的位置。这个位置术者缝合胆管时操作比较方便,符合视觉效果。

3. 确定辅助操作孔的位置

● 操作步骤

选取此点位置至胆总管要切开位置间的距离尽量最短,一般是在右肋缘下正中线旁 1 ~ 2cm 的位置开口,打局部麻醉药,切开,戳入 5mm 一次性戳卡(图 4-5)。

图 4-5
辅助操作孔
位置

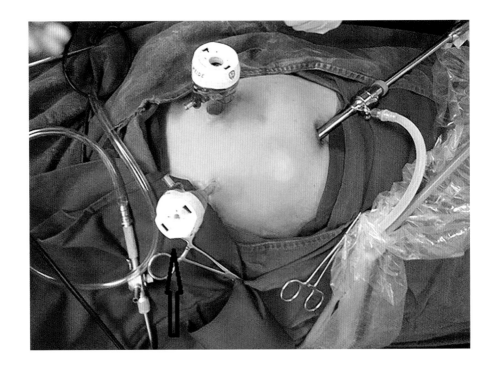

● 术时体会

从此孔置入胆道镜取石方便,戳卡可直接推到胆总管切口处,胆道镜很容易操作。另外,将来 T 管从此孔引出,是最短的距离,这样易形成窦道,且窦道又短又直,将来即使后期有残留结石,也容易进行取石。

4. 游离显露胆管

● 操作步骤

(1) 游离胆囊三角,分离显露胆囊管,胆囊动脉,同第二章节的优化 LC,把胆总管前方的浆膜及部分脂肪组织用电钩分离切开,充分显露出胆总管要切开的位置。

(2) 把胆囊动脉夹闭并切断(图 4-6)。

(3) 然后夹闭胆囊颈部,近胆总管处的胆囊管暂不夹闭,胆囊暂不切除(图 4-7)。

图 4-6
夹闭胆囊动脉

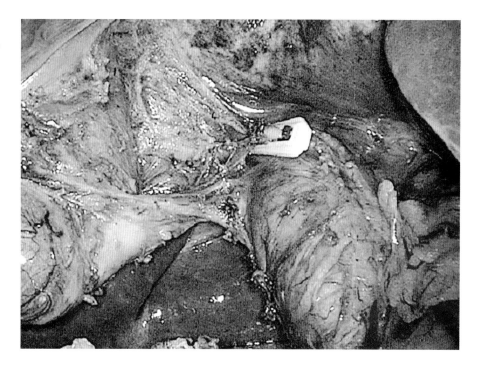

图 4-7
夹闭胆囊颈部

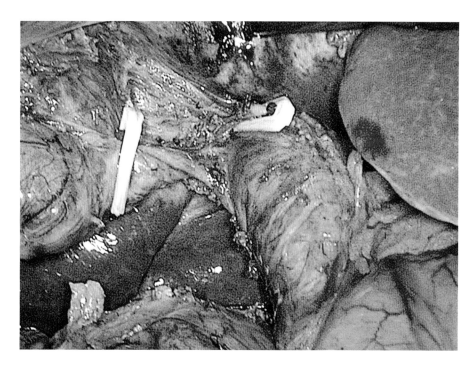

● 术时体会

（1）切断胆囊动脉，使胆囊提拉度增加。

（2）夹闭胆囊颈部，切开胆管后胆囊内的胆汁不会流出。

（3）近胆总管的胆囊管暂时不夹闭，以免夹子影响后续操作。

（4）胆囊暂不切掉，作为提拉用。

5. 切开胆总管

● 操作步骤

（1）用分离钳夹持 4-0 Vicryl Plus 线的针，全层穿过挑起预切开胆管处，分离钳连接电刀，用电切模式使得"针"通电切开胆管，即"电针"切开胆管。

（2）胆管切开部下段用"电针"切开（图 4-8）。

图 4-8
电针切开胆管

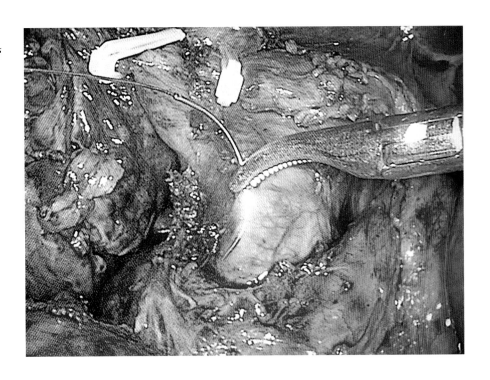

（3）可根据实际需要用剪刀向上适当延长胆管切口。根据胆道镜的粗细，扩大切口，不宜太大，待置入 T 管时根据具体情况再适当扩大切开胆管切口（图 4-9）。

图 4-9
剪刀延长胆管
切口

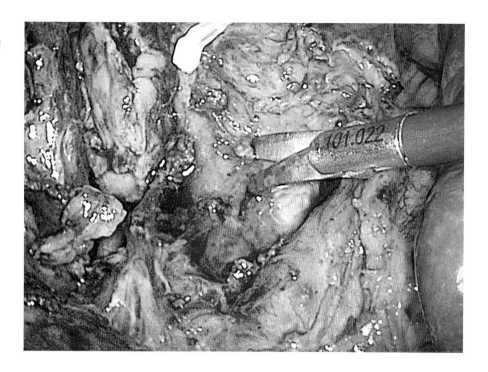

● **术时体会**

（1）"电针"对胆管电损伤小且不易出血，电针将胆管壁组织挑起牵拉易于切开，对周围胆管电灼伤轻。电凝钩切开则是原地长时间电灼组织，会对胆管形成大范围电损伤，由于电灼伤对胆管组织的延迟损伤作用，而易出现胆漏和胆道狭窄。

（2）因剪刀从下向上剪方便顺手，所以切开的"小眼"需略偏下一点。

（3）胆管切口太大，胆道镜置入后容易漏水，使得取石不容易、不方便。

6. 胆道镜探查及取石

● **操作步骤**

把辅助孔的戳卡推向胆总管切开处，从此孔置入胆道镜（图4-10）。

图 4-10
置入胆道镜

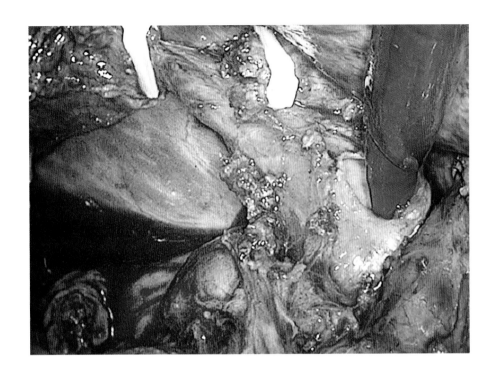

● 术时体会

（1）此戳卡距胆管切开处距离短，而戳卡到了胆管开口处，胆道镜更容易操作。

（2）后续的 T 管也从此戳卡孔引出，易形成又短又直的窦道，即使胆管内有残留结石，沿该窦道置入胆道镜取石也更加方便。

7. 置入 T 管

● 操作步骤

从主操作孔置入修剪合适的 T 管，把 T 管体外端暂时放在右侧膈下，或用夹子暂时夹闭（图 4-11）。

图 4-11
置入 T 管

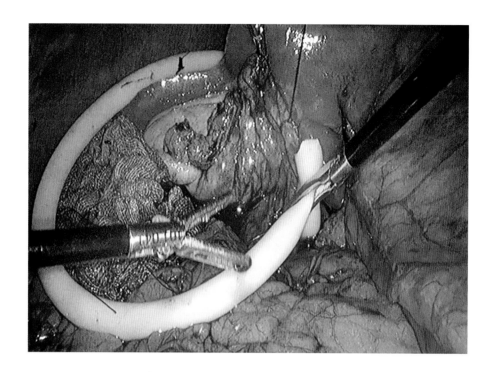

● **术时体会**

（1）T 管远端放置于右侧膈下，T 管引流出的胆汁局限在膈下，利于吸引。否则，胆汁会流至肠间和网膜间，不好吸引，造成胆汁残留，引起腹痛和感染。

（2）若用夹子暂时夹闭 T 管末端，不会引起胆汁流入腹腔，便于检验胆道缝合效果。

8. 缝合胆管

● **操作步骤**

（1）用 4-0 Vicryl Plus 线，剪成长约 10cm 左右，先缝合上角并打结剪线，进针点和出针点与上角顶点在一条直线上（图 4-12~图 4-14）。

图 4-12
缝合上角

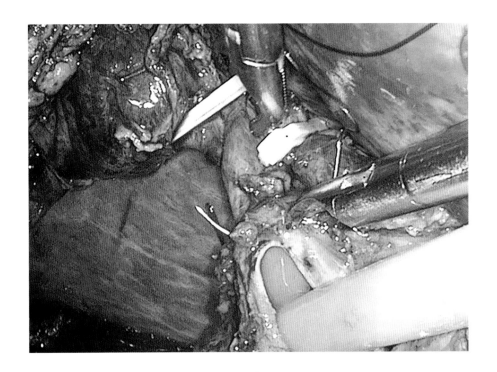

图 4-13 打结

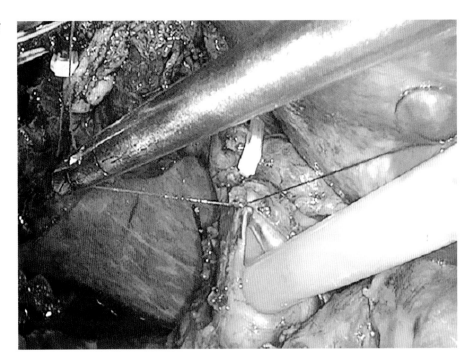

图 4-14　剪线

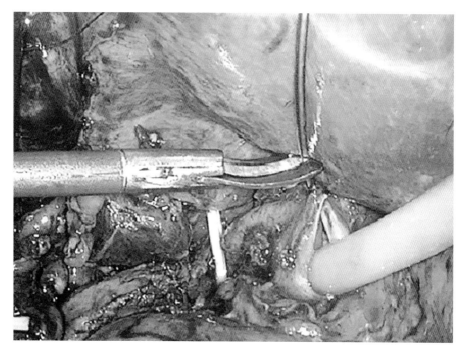

（2）选择适当的边距和间距向下缝合一针，不打结（图 4-15、图 4-16）。

图 4-15
向下缝合

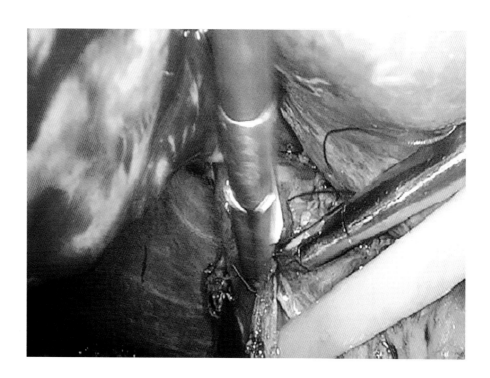

图 4–16
不打结

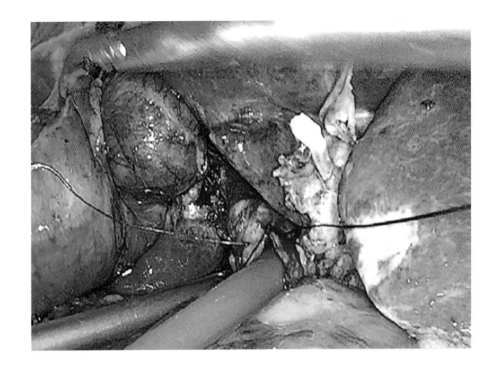

(3) 把 T 管向上推,缝合胆管切开处的下角,缝合下角时遵循上述原则,不打结(图 4–17)。

图 4–17
缝合下角

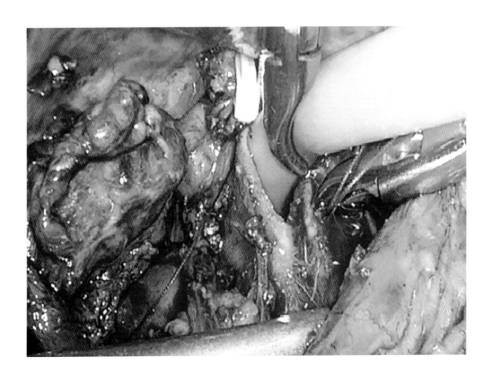

（4）选合适的边距与间距，继续向上缝合，最后一并打结。根据具体情况，可能有时候还需要继续缝合，最后只留靠近 T 管的上下缝线 2~3 针，线不打结，其余缝线先行打结剪断（图 4-18~ 图 4-20）。

图 4-18
向上缝合

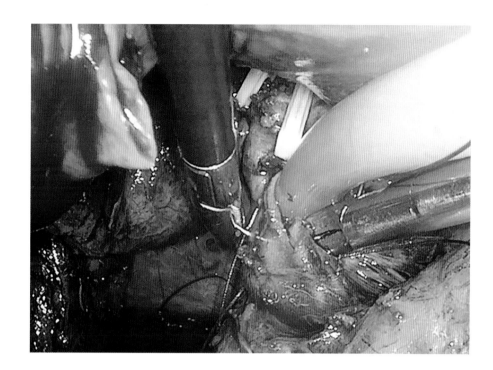

图 4-19
不打结

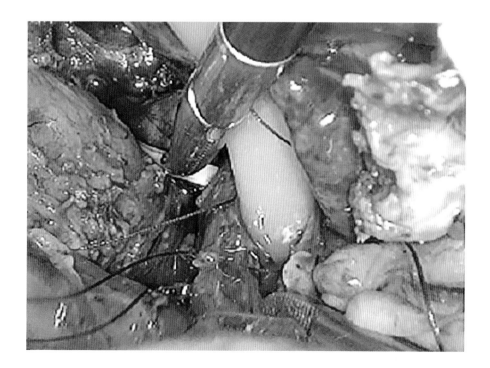

图 4-20
一并打结

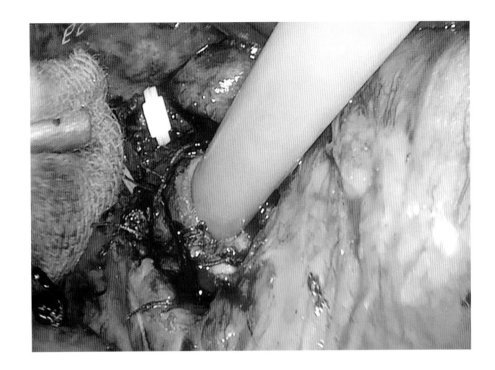

● 术时体会

（1）胆管上下角容易发生胆漏,这样缝合上下角会使胆管壁组织紧密贴合而不易导致胆漏。

（2）由于胆管壁分层,且弹性不同,有时胆管上下角内外层切开的平面可能不在同一层次,所以在切开顶点处原地缝合一针比较安全,可做到切实可靠缝合。

（3）上角第二针缝合不打结,可使 T 管向上推挤,紧贴 T 管下方缝合最后一针后打结,可使 T 管完全挤紧,胆管缝合严密不易导致胆漏。

（4）一般下角第二针缝合完成后即胆管缝合完毕,若缝合还不够,继续向上推挤 T 管,紧贴 T 管下缘自然地缝合一针,结束缝合。

（5）T 管的两端最好都做缝合,因为线结打紧后,是机械性的贴合,不易把 T 管脱出,也不易导致胆漏。若只缝合 T 管的一侧,另一侧只靠 T 管和胆管组织贴合,由于胆管组织有弹性且顺应性好,贴合不严密会造成胆漏,甚至 T 管脱出。

9. 切除胆囊并取出，电灼胆囊床

10. 冲洗检查

● 操作步骤

冲洗胆管缝合处、肝下、膈下的胆汁,用白纱布检验T管周围有无胆汁漏出,如果有,适当缝合加固。

● 术时体会

因T管在膈下放置,缝合过程中胆汁通过T管引流到膈下,所以术毕要有意识去清理膈下,以免后期积液感染。

11. 放置引流管

● 操作步骤

通过辅助操作孔放到肝下及T管周围(图4-21)。

图4-21
置入引流管

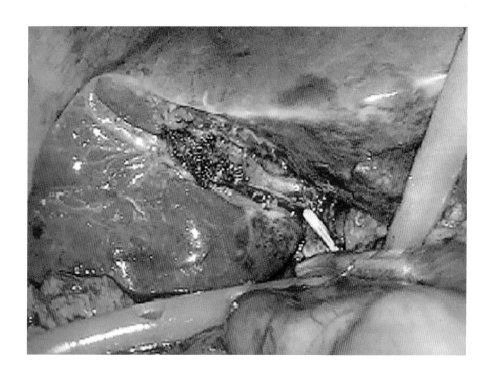

12. 引出T管

● 操作步骤

(1)从辅助操作孔引出体外。调整患者头低位,然后,用无创钳将大网膜拉向T管周围(图4-22)。

图 4-22
用无创钳将大
网膜拉向 T 管
周围

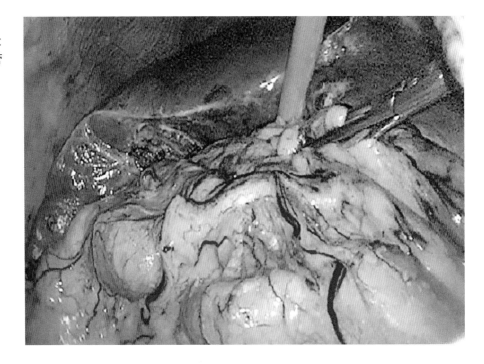

　　(2) 在腹腔镜的严密监视下,排空气腹的同时轻轻提拉 T 管,并轻压上腹部,使得腹壁尽量与网膜贴近(图 4-23)。

图 4-23
排空气腹的
同时轻轻提拉
T 管

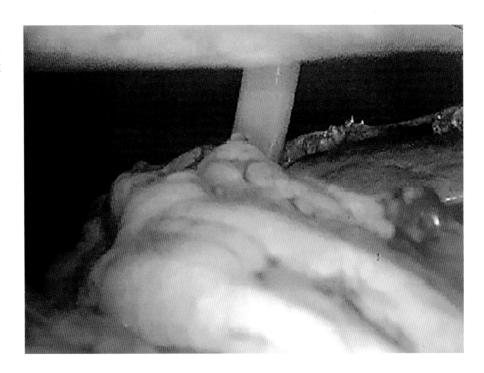

● 术时体会

（1）排空气腹的同时轻轻提拉 T 管，这样不仅可以避免 T 管脱出，而且有利于形成完整的窦道。

（2）T 管尽量拉直不打弯，后期如需通过窦道取石，胆道镜更加容易进入。

13. 清点器械纱布，固定管道，缝合切口，贴无菌敷料，术毕。

■ 优化术式优点小结

1. 我们在主操作孔和辅助操作孔的位置选择上进行了优化，这样可以为术中操作提供便利。

2. 传统的 LCTHD 是先切除胆囊，然后再进行胆道探查并通过取石网篮取石，而我们的手术方法是胆囊暂不切除，起到提拉作用，方便胆道镜探查及取石。

3. 在切开胆管时，我们先用电针切开而不是用电凝钩切开，然后用剪刀沿小口向上剪开，这样可以避免大范围的电损伤。

4. 在胆管缝合方面我们做了新颖的改良，这种方法可有效降低术后胆漏发生的风险。

视频 3 腹腔镜胆道探查取石 T 管引流术式优化

（任建军 张乾 靳君华）

■ 参考文献

[1] 陈孝平，汪建平，赵继宗．外科学 [M].9 版．北京：人民卫生出版社，2018.

[2] 余学愚．小切口胆囊切除术与传统胆囊切除术治疗胆囊结石合并胆总管结石疗效 [J]．中国医学创新，2013,10（6）：52–53.

[3] PHILLIPEH.New techniques for the treatment of common bile duct calculi encountered during laparoscopic cholecystectomy[J].Problems in General Surgery，1991,8（6）：387.

[4] MEMON M A,HASSABALLA H,MEMON M I.Laparoscopic common bile duct exploration:the past, the present, and the future[J].American Journal of Surgery, 2000,179(4):309-315.

[5] 胡三元,牛军,姜希宏 . 腹腔镜胆总管切开取石术 93 例 [J]. 中华肝胆外科杂志,1999,5(2):131-131.

[6] ZHANG Q,WANG J X,WANG L,et al.Modified laparoscopic choledocholithotomy T-tube drainage reduces the risk of bile leakage:A surgeon's experience[J].Asian J Surg,2019,42(5):647-649.

[7] 吴孟超,吴在德 . 黄家驷外科学 [M].7 版 . 北京:人民卫生出版社,2008.

[8] 雷海录 , 阎自强 , 张康泰 , 等 . 腹腔镜胆道探查取石 T 管引流术式的研究 [J]. 中国普通外科杂志 ,2003,12(2):107-109.

专家点评

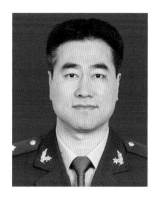

杨占宇
中国人民解放军总医院
中华医学会器官移植学分会委员
全军器官移植学专业委员会副主任委员

　　该优化术式实用性强，电针切开胆管不仅损伤小还有效避免了出血的问题，胆管缝合的优化避免了术后胆漏、T管脱落的风险，这种术式值得在青年外科医师中推广。

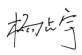

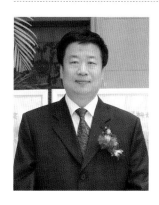

孟兴凯
内蒙古医科大学附属医院
全国优秀科技工作者、国家卫生计生有突出贡献专家
中华医学会外科学分会第十八届委员会委员
中华医学会外科学分会外科手术学学组委员
内蒙古自治区医学会外科学分会委员会主任委员

　　在关腹前用无创钳将大网膜拉向T管周围，这样既有助于患者术后窦道的形成，又可避免术后胆汁漏入腹腔导致胆汁性腹膜炎。本优化术式讲解全面，有助于缩短青年外科医师的学习周期。

5 胆肠吻合优化术的操作要领与技巧

■ 概述

　　胆管空肠吻合术（biliary-enteric anastomosis）是以引流或分流胆汁为目的,将胆道和肠道吻合重建使胆汁流向肠道通路的手术[1]。二十世纪四十年代,美国医师 Allen 首次将 Roux-en-Y 术式应用到胆管空肠吻合术中,取得了良好的效果并沿用至今[2]。胆管空肠吻合术广泛应用于各种消化道疾病如胆胰恶性肿瘤、肝胆管结石病、胆管囊性扩张症、胆道损伤、反流性胆管炎等病症的外科治疗中。该术式需精细操作,若操作不当,会导致术后吻合口狭窄及胆漏等并发症。几十年来,普外科医师进行了大量的探索性研究,设计了多种吻合方法,如降落伞缝合法、后壁连续前壁间断缝合法等,各有利弊[3]。为减少吻合口狭窄与胆漏的发生率,笔者团队根据临床经验,总结出"后壁两点间断外翻缝合技术"进行胆肠吻合,在临床应用中取得了良好的手术效果[4]。

■ 适应证与禁忌证[5]

● 适应证

1. 胆总管远端炎症狭窄造成的梗阻无法解除,胆总管扩张。
2. 胆胰管汇合部异常,胰液直接流入胆管。
3. 胆管因病变而部分切除无法再吻合。

● 禁忌证

胆总管以上的肝内狭窄或结石未能处理者,不应施行胆总管空肠吻合术,否则术后不但起不到治疗作用,反而会加重肝内胆管感染,使病情进一步恶化。

胆肠优化术式步骤及术时体会

1. 肠管切开(图5-1)

● **操作步骤**

(1) 垂直空肠走行做肠道开口。

(2) 开口于空肠对系膜缘下1cm前壁(电刀切开)。

(3) 开口直径约为胆管直径的1/2。

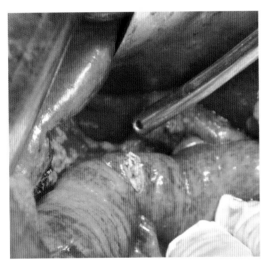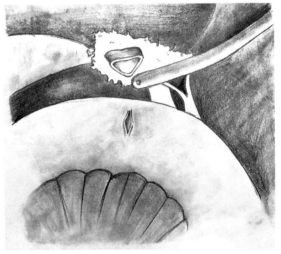

图5-1 肠管切开

● **术时体会**

(1) 开口需垂直于空肠走行,减少肠黏膜外翻,显露清楚。不破坏环形肌,有利于保护空肠蠕动功能。

(2) 开口于空肠对系膜缘下1cm前壁,有利于吻合口后壁的充分暴露,便于操作。

(3) 开口直径约为胆管直径的1/2,利于切开的肠管延展变薄,不易使吻合处肠壁堆积导致吻合口狭窄,可一定程度上避免肠壁褶皱形成残腔导致吻合口漏。同时,对于防止肠壁黏膜翻入胆管造成阻塞也有一定的作用。

2. 预缝两针打结

● 操作步骤

（1）第一针从胆管后壁中点（6 点钟位置），由外侧进针，内侧出针（图 5-2）。

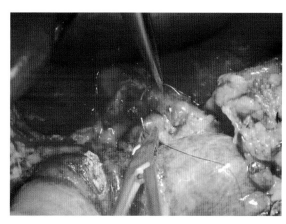
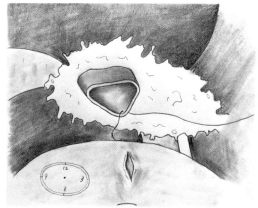

图 5-2　第一针胆管侧

（2）沿肠管切开顶点处（12 点钟位置），从肠管内进外出（图 5-3）。

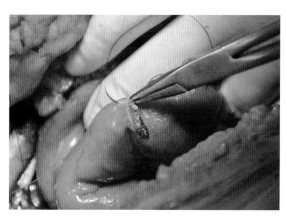
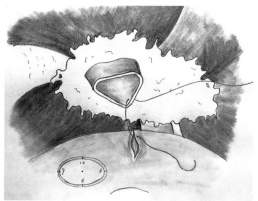

图 5-3　第一针肠管侧

（3）第二针沿顺时针方向（以胆管口为表盘参照）取与第一针适当间距，从胆管外进内出，再从肠侧内进外出（图 5-4）。

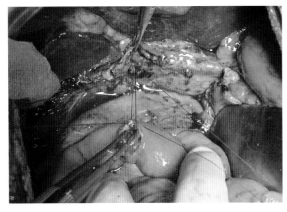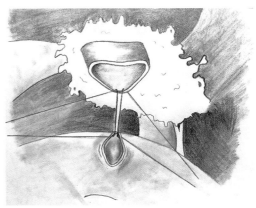

图 5-4 缝合第二针

(4) 胆管和肠管靠拢打结(图 5-5)。

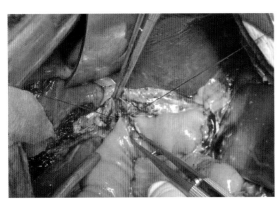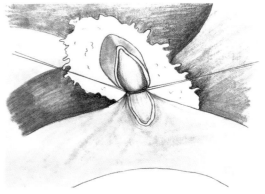

图 5-5 胆管空肠靠拢打结

● 术时体会

(1) 线结外翻,减少吻合口腔内炎症反应。

(2) 两针线与线之间不容易缠绕。

(3) 上一针缝线悬吊,可作为缝合下一针的标识,易于掌握边距与间距。

(4) 吻合过程中,将两缝线保持一定的张力,有利于充分暴露术野,使吻合口胆管及肠管处于延展扩张状态。

3. 顺时针缝第三针

● 操作步骤

(1) 第一针缝线作为牵引线向左侧牵拉。

（2）第二针缝线作为第三针的标志线由第一助手向前上方提。

（3）顺时针方向，术者采用无创镊轻轻牵开胆管后壁，辨明第二针位置，选取合适的边距与间距依上述方法，缝合第三针胆管侧（图5-6）。

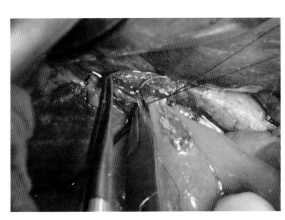
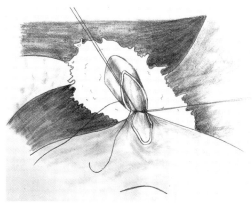

图 5-6　缝合第三针胆管侧

（4）肠管侧轻轻牵开浆肌层，拉伸平展，找到第二针肠管侧缝合点，辨明合适的边距与间距后，由肠管侧内进外出缝第三针（图5-7）。

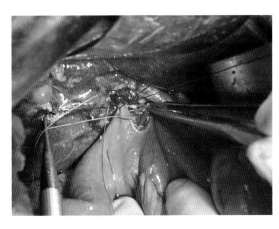
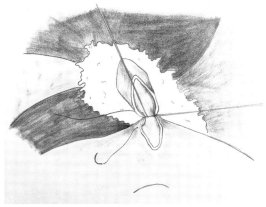

图 5-7　缝合第三针肠管侧

● **术时体会**

（1）以第一针缝线为牵引线向左侧牵拉，第二针缝线由第一助手向前上方提，这样操作有利于充分暴露术野，便于辨明上一针位置，使术者更好地把握适当针距与边距。

（2）第一针、第二针的牵拉形成张力,可避免缝合过程中,胆管、肠管皱缩或黏膜折叠。

4. 剪掉第二针缝线，第三针打结

● **操作步骤**

　　缝完第三针后暂不收紧缝线,先剪掉第二针缝线再第三针打结,线结保留适当长度(图5-8)。

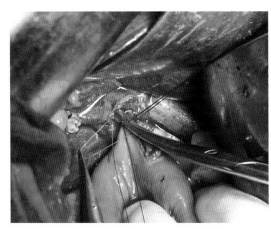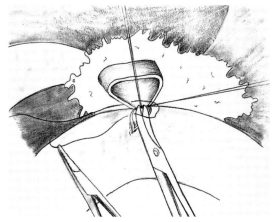

图 5-8　剪掉第二针缝线

● **术时体会**

　　（1）第三针收紧前,先剪掉第二针缝线,有利于第二针的线结翻至吻合口腔外。

　　（2）线结保留过短,容易滑脱致使吻合失败;线结保留过长,第二针线结不易翻出吻合口腔外,而且会加重炎症反应。

5. 按以上步骤依次缝完后壁右侧

6. 从第一针开始逆时针方向缝合

● **操作要点**

　　（1）找到第一针指示点后,取适当间距,顺时针进行吻合,从肠道外侧进针(图5-9)。

　　（2）胆管侧内进外出(图5-10)。

　　（3）此针收紧打结前,先将第一针的线结剪掉(图5-11)。

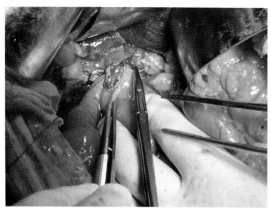
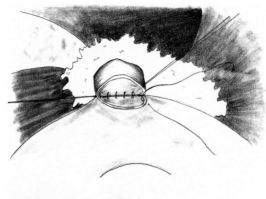

图 5-9 肠管外侧进针

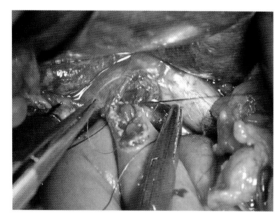
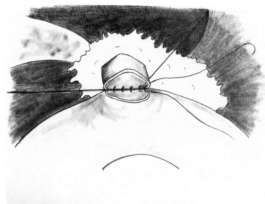

图 5-10 胆管侧内进外出

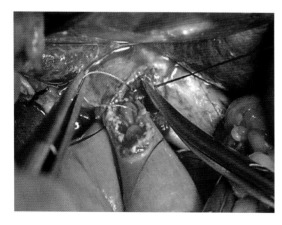
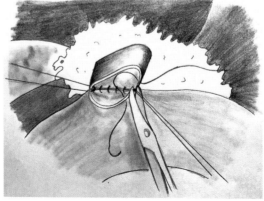

图 5-11 剪掉上一针缝线

● 术时体会

肠管外侧进针,内侧出针,胆管内侧进针,外侧出针,有利于线结留在吻合口腔外。

7. 逐针缝完后壁左侧及前壁

● 操作步骤

(1) 前壁"通贯式"先由肠管外进针,再从胆管外侧出针。

(2) 缝合最后三针暂不打结,待前壁缝合完成后,一起打结(图5-12)。

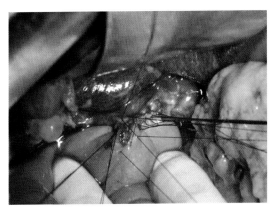
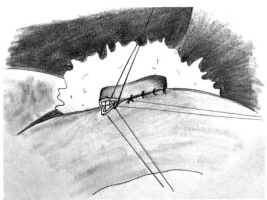

图 5-12 最后三针不打结

● 术时体会

(1) 吻合到前壁时,由于吻合口内侧显露较困难,所以选择"通贯式"一针缝合。

(2) 最后三针不打结,有助于把握间距,使黏膜对合完整,还可以避免误缝后壁,造成狭窄。

■ 优化术式优点小结

1. 两点式定位,缝线尾部不易缠绕。

2. 将需缝合的组织牵开并拉伸平展,既可以保证缝合有效、严密,又能保持吻合口弹性扩大,因此不容易发生术后吻合口狭窄及吻合口漏。

3. 吻合口周围线结全部留于腔外,可减少吻合口炎症反应。

4. 环形切开肠管对环形肌破坏小,黏膜外翻程度相对较轻,进而使术野显露良好。同时,这样操作还可减少手术对肠道蠕动能力的不良影响,有效减轻反流程度。

5. 先吻合后壁、右侧壁,再吻合左侧壁、前壁,有利于充分暴露术野。

6. 优化术式操作规范、吻合有序、疗效确切,利于年轻医师快速掌握胆肠吻合这一术式。

视频4 胆肠吻合优化术的操作要领与技巧

（任建军　杨景瑞　张俊晶）

参考文献

[1] 董家鸿,曾建平.胆肠吻合术——从纷繁走向简约[J].中国实用外科杂志,2014,34(10):909-911.

[2] AHRENDT S A,PITT H A.A history of the bilioenteric anastomosis[J].Arch Surg,1990,125(11):1493-1500

[3] 陈亚进,张永杰,王坚,等.胆道手术缝合技术与缝合材料选择中国专家共识(2018版)[J].中国实用外科杂志,2019,39(1):15-20.

[4] YANG J R,ZHOU J,WANG L,et al.A modified technique of biliary-enteric anastomosis with two-point interrupted eversion suture on the posterior wall:A surgeon's experience[J].Asian J Surg,2019,42(4):580-581.

[5] 陈孝平,汪建平,赵继宗.外科学[M].9版.北京:人民卫生出版社,2018.

专家点评

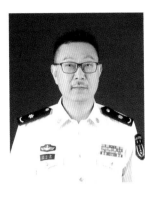

姜小清
中国人民解放军海军军医大学第三附属医院（东方肝胆外科医院）
中国抗癌协会胆道肿瘤专业委员会主任委员
全国胆道肿瘤规范化诊治协作组组长

　　该术式采用间断缝合的方法，线结全部置于吻合口腔外，炎症反应较小。每一步操作都在适度拉伸吻合口，使其弹性扩张，可有效避免术后吻合口狭窄的发生，值得推广。

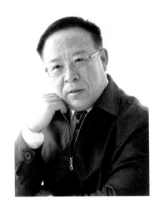

赵海平
内蒙古自治区肿瘤医院
中国医药教育协会腹部肿瘤专业委员会快速康复学组主任委员
中国医师协会结直肠肿瘤专业委员会肝转移学组副主任委员
内蒙古自治区医师协会肝胆胰脾外科医师分会主任委员

　　术式的选择与外科医师的精细操作是手术成败的关键。间断缝合、连续缝合一直是国内外医师研究的热点。本文介绍的"后壁两点间断外翻胆肠吻合技术"是一种全间断缝合方法，每一针缝合都有标志线且缝线不易缠绕，使得术者心中有尺，术野更好显露。优化术式操作规范、吻合有序，利于年轻医师缩短学习周期。

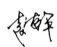

6 胰肠吻合优化术的操作要领与技巧

概述

　　胰肠吻合术(pancreaticojejunostomy, PJ)是胰头及胰腺中段切除后进行消化道重建的常用方法。1907年, Desjardins 首次提出胰头切除后行胰肠吻合这一消化道重建理论, 之后胰肠吻合广泛应用于胰腺外科手术中, 以胰十二指肠切除术最为多见。胰肠吻合应用于消化道重建以来, 胰瘘(pancreatic fistula, PF)就成为其术后主要的严重并发症之一。一旦发生胰漏, 由此引起的腹腔感染、出血、多脏器功能衰竭等并发症导致的病死率高达 20%~50%[1,2]。外科医师为避免术后胰瘘的发生, 一直在寻求更好的胰肠重建方法。迄今为止, 已有多种胰肠吻合术式报道, 临床常用的吻合方式包括胰肠套入式吻合、胰管空肠黏膜吻合、捆绑套入式胰肠吻合等。但仍无一种吻合方式可以完全避免术后胰瘘, 且不同术式术后胰瘘发生率的报道差异较大。因此选择一种术野暴露良好、操作简单、容易熟练掌握的高质量吻合术式很有必要。本章节主要介绍一种优化胰肠吻合术式, 可明显降低胰瘘等并发症的发生率, 供同道借鉴参考[3]。

适应证与禁忌证[4,5]

● 适应证

　　1. 胰腺良、恶性病变。
　　2. 壶腹部癌、胆总管下端癌、十二指肠癌等行胰十二指肠切除术进行胰肠重建者。

3. 慢性胰腺炎伴有严重疼痛或其他并发症(胆总管下端梗阻、十二指肠梗阻者)。

4. 邻近脏器癌肿(胆囊癌等)侵犯胰头部及其周围淋巴结。

● 禁忌证

1. 高龄、全身状况差、并存在重要脏器功能障碍者,估计难以耐受重大手术。

2. 腹腔内已有广泛转移,如腹膜表面或大网膜上有肿瘤转移性结节或肝十二指肠韧带以外的广泛淋巴结转移。

胰肠优化术式步骤及术时体会

1. 胰腺离断及断端处理

● 操作步骤

(1) 离断胰腺时,先于预切线处远端上、下缘各缝合 1 针(图 6-1)。

图 6-1 预置提拉线

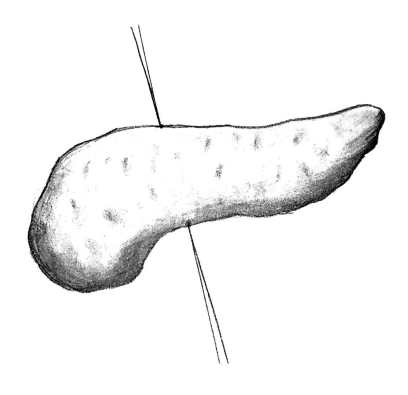

（2）靠近主胰管时使用刮吸刀显露主胰管，先剪开前壁，后壁暂不剪断，然后插入相应粗细的支撑管（图 6-2、图 6-3）。

图 6-2
剪开主胰管前壁

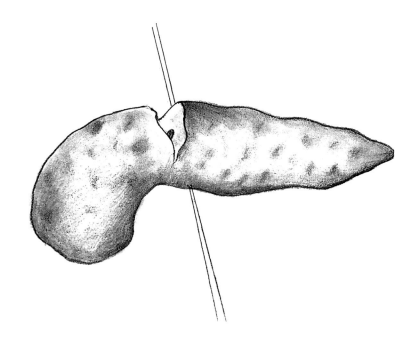

图 6-3
放置胰管支撑管

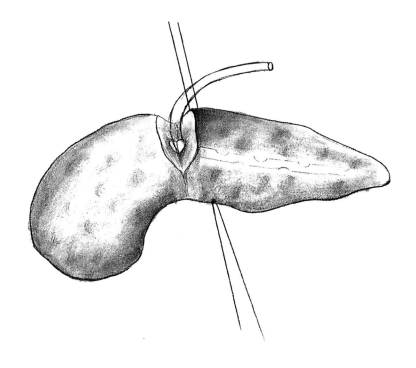

（3）捆绑支撑管时从主胰管后壁用血管钳分离，引出结扎线，捆绑支撑管（图6-4）。

图6-4
捆绑胰管支撑管

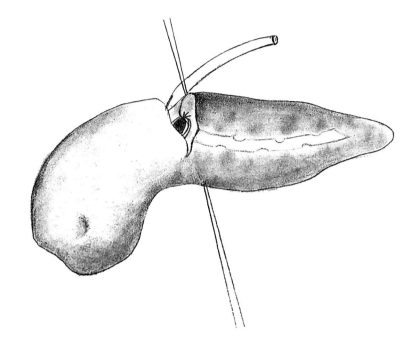

（4）最后贴近胰腺近断端切断胰管后壁及要切断的胰腺组织（图6-5）。

图6-5　离断胰腺

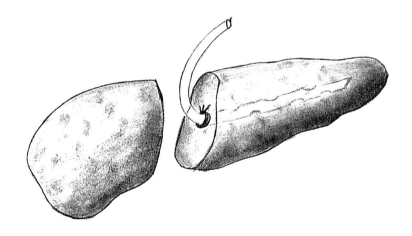

● 术时体会

（1）超声刀离断胰腺时应薄层切开，可起到闭合血管、术野清晰的作用，上下缘缝合线可起提拉、止血作用。

（2）靠近主胰管时，采用刮吸刀可避免超声刀损伤闭合主胰管。切开主胰管时，尽量靠近胰腺近端处切开前壁，预留较长的胰管易于捆绑支撑管，后壁暂不剪断起牵拉作用。

（3）捆绑支撑管时应尽量多的捆绑胰管管壁组织，贴近胰腺近断端剪断胰管后壁，使支撑管不易滑脱。

2. 空肠侧的设计

● 操作步骤

胰肠吻合时，空肠残端需留 3~5cm 长度。

● 术时体会

肠管残端留 3~5cm 长度，以保证肠管血运，且胰管支撑管由此残端引出，能保证足够充分的包埋度，此残端为废用端，故即便包埋过多，也无需担心因肠管狭窄引发其他问题。

3. 胰腺空肠端侧后壁吻合

● 操作步骤

（1）距胰腺断端约 1cm 处，由胰腺后被膜中点采用 3-0 双针 Prolene 线缝合一针（图 6-6）。

图 6-6
胰腺后被膜中点进针

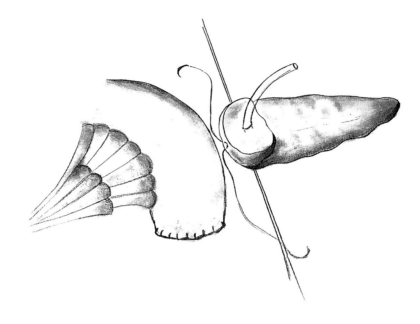

（2）两针分别从中心处向上下两侧缝合，缝完胰腺后被膜一针，然后缝合空肠侧的浆肌层，沿着肠管纵轴分别向上下方向缝合（图 6-7）。

图 6-7
胰腺后被膜与肠管浆
肌层缝合

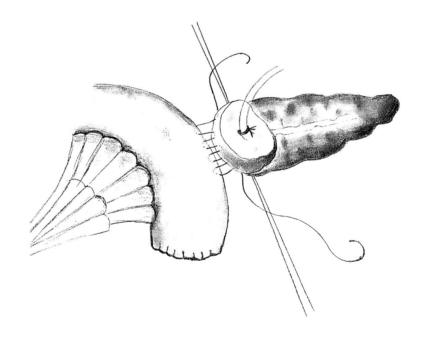

（3）轻轻将肠管推向胰腺断端后被膜处，拉直缝线（图 6-8）。

图 6-8
肠管推向胰腺并拉直
缝线

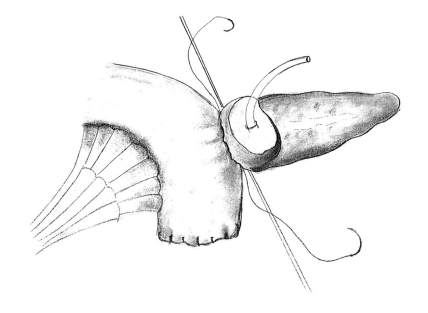

（4）选择肠系膜对侧缘合适位置沿纵轴切开肠管,切开长度适中,
一般约为胰腺残端上下径的 1/2,且肠管切口与胰腺断端保持一定距
离,约 1cm 左右(图 6-9)。

图 6-9
肠系膜对侧缘切开肠管

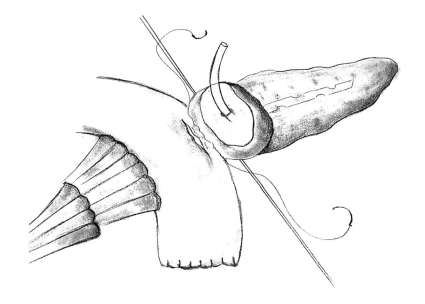

（5）将肠管切开处上下角分别拉紧,用4-0PDS线将肠管切开处上下角与胰腺断端上下缘缝合固定(图6-10)。

图 6-10
固定肠管与胰腺上下角

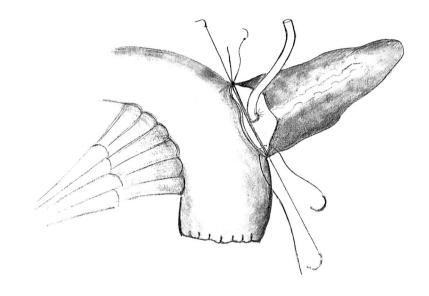

（6）固定两角的 4-0 PDS 线任选一针,连续缝合肠管后壁全层与胰腺断端的后壁约 1/2(图6-11)。

图 6-11
连续缝合胰腺后壁与
肠管全层

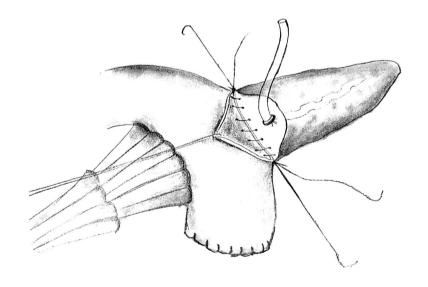

● **术时体会**

（1）胰腺与空肠吻合时，空肠残端需留 3~5cm 长度，以保证肠管血运。

（2）胰腺断端后被膜与空肠浆肌层缝合时，空肠浆肌层缝合宜定位于肠壁对系膜缘偏后侧，以便为肠管前壁浆肌层缝合固定至胰腺断端前被膜时预留足够肠壁。否则胰腺断端较大时，易将肠系膜包入。

（3）此过程在无牵拉撕扯组织的情况下完成，不必担心缝合不确切；不必因显露困难而撕扯组织；不会因肠管切开后肠黏膜外翻肿胀而影响缝合效果。肠管位置固定，不会因肠管弹性使缝合游走不定，影响操作。

（4）固定上下两角可使胰腺断端后缘与切开的肠管后壁贴合紧密、位置固定、不留死腔。

（5）在操作步骤（4）中肠管后壁起到对胰腺残端的压迫止血作用。缝合进针时需由肠侧进针，由胰腺侧出针。若由肠侧出针，可能因肠壁弹性使出针点不易固定，导致缝合深度加深，拔针难度增大，甚至需撬动缝合组织，易使组织撕裂。

4. 胰管支撑管处理

● **操作步骤**

（1）空肠残端侧于引出胰管支撑管位置打一小孔，将胰管支撑管引出，荷包缝合胰管支撑管周围肠壁（图 6-12）。

图 6-12
肠管残端引出胰管支撑管

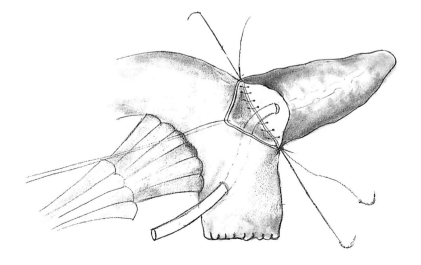

（2）于空肠残端侧上下"隧道"包埋支撑管（图 6-13）。

图 6-13

固定、包埋胰管支撑管

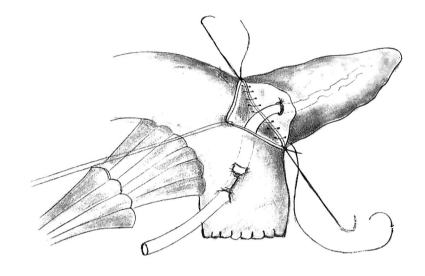

● 术时体会

空肠残端侧上下"隧道"包埋支撑管，以防渗漏。因为肠管是残端，无论怎么包埋，也不用担心引起肠管狭窄的问题。

5. 胰腺空肠端侧前壁吻合

● 操作步骤

（1）采用 4-0 PDS 线连续缝合肠管前壁全层与胰腺断端的前壁约 1/2（图 6-14）。

图 6–14
连续缝合胰腺前壁与
肠管全层

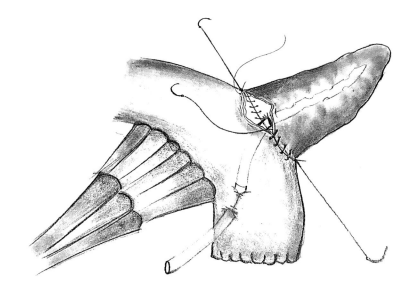

　　（2）采用前述 3–0 双针 Prolene 线连续水平褥式缝合胰腺前壁被膜
和空肠浆肌层，最后打结（图 6–15）。

图 6–15
连续水平褥式缝合胰
腺与肠管浆肌层

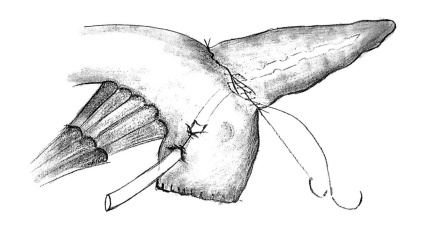

● **术时体会**

　　此过程在直视下完成，且术中所用缝合线较少，不易造成术野
混乱。

优化术式优点小结

1. 在进行后壁缝合时将肠管推向胰腺并拉直缝线,这样既不易撕扯胰腺,又可以在直视下实现肠管与胰腺无缝对接。

2. 肠管后壁全层缝合时,由于肠管位置固定,不会因为肠管物理特性而使缝合游走不定,保证了高质量的后壁吻合。

3. 胰管支撑管由空肠残端侧上下"隧道"包埋法引出,以防渗漏。由于肠管是残端,不论怎么包埋,也不用担心肠管狭窄的问题。

4. 本优化术式设计合理、显露清楚、操作简单,可以保证完成高质量的胰肠吻合。

视频5 胰肠吻合优化术的操作要领与技巧

（任建军　周江　张俊晶）

■ 参考文献

[1] ZHANG T,WANG X J,HUO Z,et al.Shen's Whole-layer tightly appressed anastomosis technique for duct-to-mucosa pancreaticojejunostomy in pancreaticoduodenectomy[J].Med Sci Monit,2016,22：540-548.

[2] ADAMS D B.The pancreatic anastomosis:the danger of a leak, which anastomotic technique is better?[J].J Gastrointest Surg,2009,13（7）:1182-1183.

[3] ZHOU J,YANG J R,WANG L,et al.Modified end-to-side pancreaticojejunostomy for reducing pancreatic fistula after pancreaticoduodenectomy: A surgeon's experience[J].Asian J Surg,2019,42（1）:420-421.

[4] 陈孝平,汪建平,赵继宗 . 外科学 [M].9 版 . 北京:人民卫生出版社,2018.

[5] 郑启昌,吴志勇,桑新亭 . 肝胆外科手术要点难点及对策 [M]. 北京:科学出版社,2018.

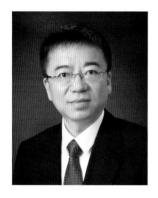

专家点评

刘连新
中国科学技术大学附属第一医院
教育部长江学者特聘教授
中组部"万人计划"领军人才入选者
科技部中青年科技创新领军人才

　　该胰肠吻合优化术式在充分暴露的基础上,充分考虑了胰腺与空肠的物理特性,在直视下精准操作,没有撬动、撕扯组织,空肠组织将胰腺严密包裹,二者之间无间隙或者残腔遗留,做到了高质量、显露清晰的吻合,对临床医师来说具有较好的参考价值。

王文涛
四川大学华西医院
中国医师协会肝包虫病外科医师专业委员会副主任委员
中华医学会外科学分会外科手术学学组委员

　　术后胰漏是胰腺切除消化道重建术后危险的并发症,为避免术后胰漏的发生,国内外有多种胰肠吻合方法被提出,但是没有一种可以完全避免胰漏的发生,因此选择一种适合自己的吻合方法很有必要。编者在长期的临床实践中,总结了丰富的经验,对胰肠吻合提出了自己的优化措施,值得在临床中推广。

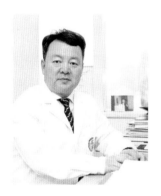

7 难切脾脏优化术的操作要领与技巧

概述

　　脾切除术主要分为开腹脾切除术、腹腔镜脾切除术两大类,其适应证主要包括脾脏本身疾病、脾脏功能亢进,以及一些造血系统和血液系统的疾病等。随着微创技术的发展,腹腔镜脾切除术已成为大多数选择性切除脾脏的标准方法[1]。1991 年,Delaitre 成功完成了世界首例腹腔镜脾切除术 (laparoscopic splenectomy,LS)。此后,LS 凭借其创伤小、痛苦轻、术后恢复快等优势,在国内外发展迅速,广泛开展[2]。在某些特殊情况下,脾脏与胰尾、膈肌及周围组织会形成严重的粘连包裹,甚至呈"冰冻状",有时或伴有区域性门脉高压[3],使得手术操作非常困难,即使开腹也是特别艰难。我们团队应用的优化术式,即"胰体悬吊脾门阻断法",无需分离脾脏与胰尾的粘连,顺胰体后疏松间隙,悬吊胰体,切断脾脏血运后,被膜下钝锐结合顺行逆行进行结合切除,整体切除部分胰尾及脾脏[4]。

典型病例

● 基本信息

　　患者,女,70 岁,农民。因"间断上腹部憋胀 3 年,加重伴左上腹痛 1 周"入院。

● 病史

　　患者 3 年前无明显诱因出现上腹部憋胀不适,左上腹为著,自服中药调理,期间症状间断发作,未予系统诊治。近一周上述症状加重伴腹痛,呈持续性胀痛,偶有反酸、恶心、周身乏力、多汗。

● **体格检查**

腹部膨隆,脐右侧可见一 3cm 纵行手术切口瘢痕,脾脏可触及,约Ⅲ度肿大,脾脏压痛(+),伴左上腹压痛,无反跳痛及肌紧张。

● **实验室检查**

血常规及生化检查(表 7-1、表 7-2)。

表 7-1　术前化验检查

代号	项目名称	结果		单位	参考值
WBC	白细胞	4.11	–	10^9L^{-1}	3.5~9.5
HGB	血红蛋白	122	–	g/L	115~150
RBC	红细胞计数	4.21	↓	$10^{12}L^{-1}$	3.8~5.1
PLT	血小板计数	50	↓	10^9L^{-1}	125~350
ALT	谷丙转氨酶	8.0	–	U/L	7~40
AST	谷草转氨酶	17.4	–	U/L	13~35
TBIL	总胆红素	21.6	↑	μmol/L	3~20
DBIL	直接胆红素	11.7	↑	μmol/L	0~6.8
IBIL	间接胆红素	13.2	–	μmol/L	0~14.5
ALB	白蛋白	33.8	↓	g/L	35~52

表 7-2　术后 30 天化验检查

代号	项目名称	结果		单位	参考值
WBC	白细胞	46.98	↑	10^9L^{-1}	3.5~9.5
HGB	血红蛋白	99	↓	g/L	115~150
RBC	红细胞计数	4.23	–	$10^{12}L^{-1}$	3.8~5.1
PLT	血小板计数	216	–	10^9L^{-1}	125~350
ALT	谷丙转氨酶	8.5	–	U/L	7~40
AST	谷草转氨酶	25.3	–	U/L	13~35
TBIL	总胆红素	9.2		μmol/L	3~20
DBIL	直接胆红素	5.5		μmol/L	0~6.8
IBIL	间接胆红素	3.7		μmol/L	0~14.5
ALB	白蛋白	25.5	↓	g/L	35~52

● **辅助检查**

(1)影像学检查(图 7-1)

(2)CT 全腹部增强扫描

门脉高压,脾大,少量腹水,胆囊结石,贫血。

（3）病理结果

肝硬化;慢性胆囊炎;脾脏淤血伴硬化。

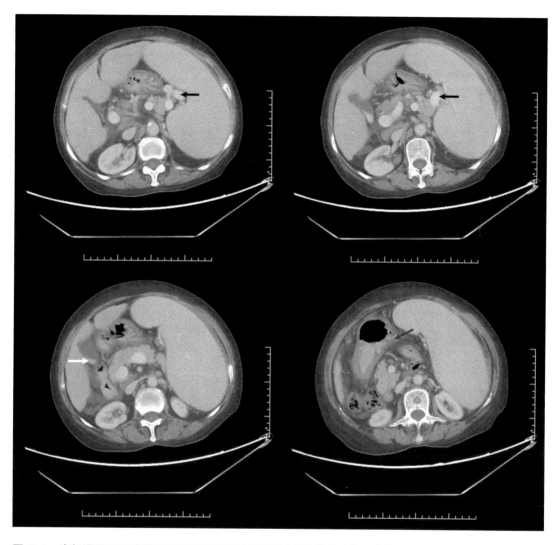

图 7-1　腹部增强 CT:脾静脉曲张(黑色箭头),胆囊结石(白色箭头),胃底静脉曲张(红色箭头)

● 诊断

1. 巨脾(慢性粒单核细胞白血病不除外)
2. 区域性门脉高压
3. 脾功能亢进
4. 胆囊结石伴慢性胆囊炎
5. 区域性门脉高压性胃病

6. 贫血

7. 高血压

8. 肺感染

9. 阑尾切除术后

优化手术步骤

1. 切开脾周围易分离韧带

● 操作步骤

（1）打开胃结肠韧带，看到脾脏与胰尾（图 7-2）、膈肌侧腹壁等（图 7-3）粘连十分严重，呈冰冻状包裹。

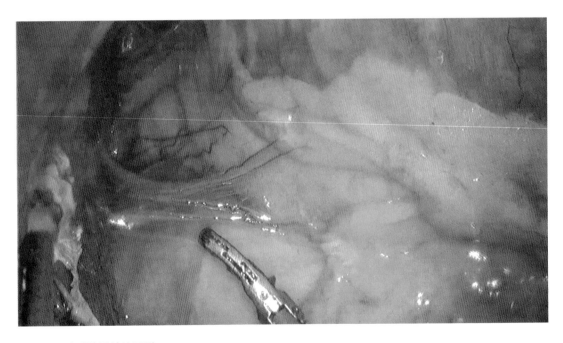

图 7-2　脾脏胰尾粘连严重

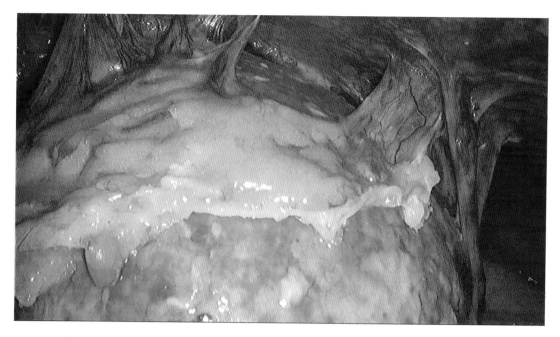

图 7-3 脾脏与膈肌等粘连严重

　　(2) 切开部分易游离的脾结肠韧带(图 7-4)。

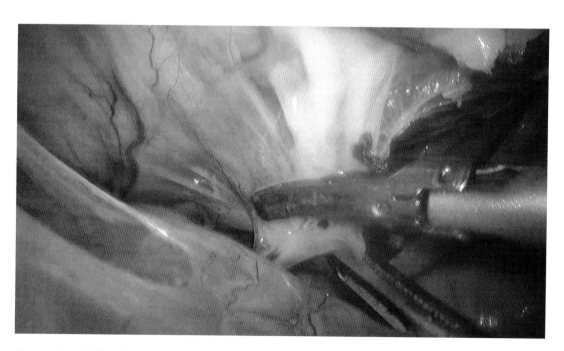

图 7-4 切开易游离的脾结肠韧带

● 术中体会

脾脏与膈肌等粘连严重,按常规方法无法顺利切开相关韧带,难以充分暴露解剖结构,此时选择一个合适的切入点十分关键。

2. 结扎脾动脉，游离并离断胰尾及脾动静脉

● 操作步骤

(1)探查腹腔,原则上寻找粘连相对较轻、易解剖的位置,在胰腺体部上缘游离出脾动脉(图 7-5),结扎(图 7-6)。

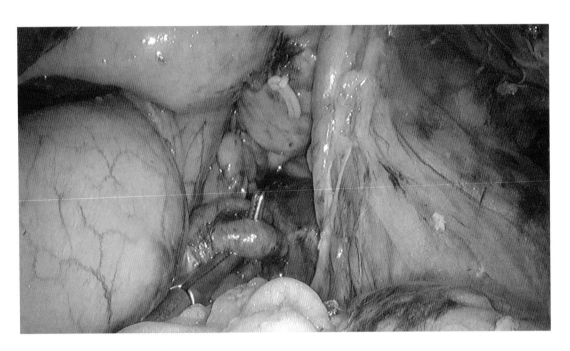

图 7-5　胰腺上缘找到脾动脉

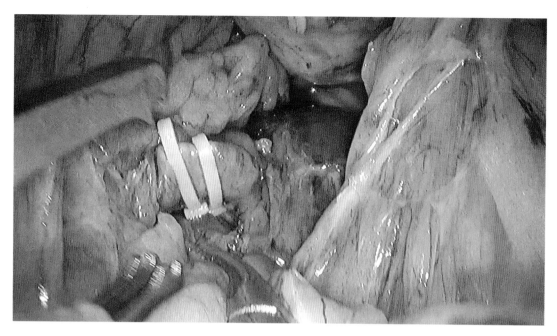

图 7-6　脾动脉结扎

（2）找到胰腺体部下缘切开后腹膜，顺胰腺后方的疏松间隙向后向上分离，把胰体及脾动、静脉一并分离悬吊，尽量向脾脏侧游离胰体尾部，直到无法游离为止（图 7-7）。该例患者在腹腔镜下证实了粘连十分严重，在团队慎重考虑后，选择了中转开腹完成手术。

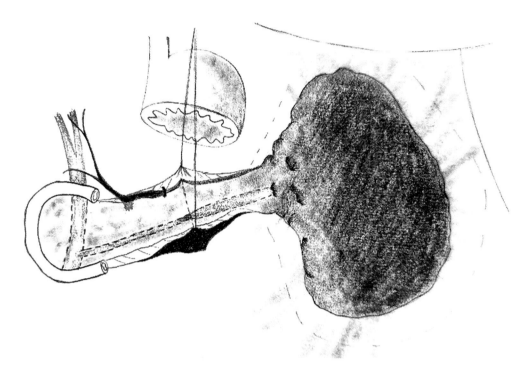

图 7-7 胰体悬吊脾门阻断法

(3) 用切割闭合器切断闭合胰尾及脾动、静脉（图 7-8）。

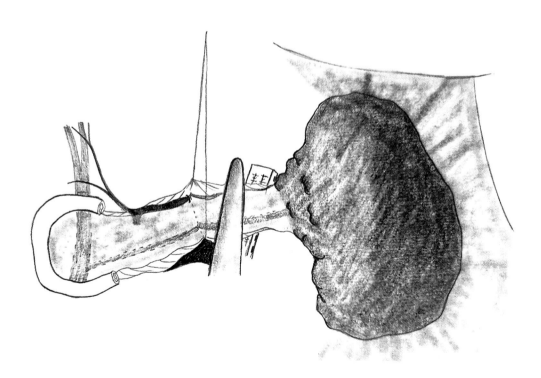

图 7-8 切割闭合器切断闭合

● 术中体会

（1）结扎脾动脉后，由于脾脏的血运被阻断，脾脏会逐渐缩小，一方面可减少出血，另一方面创造了合适的手术操作空间。

（2）此方法（胰体悬吊脾门阻断法）将脾脏动、静脉一并离断，虽然过程中牺牲了一部分与脾脏呈冰冻粘连的胰腺尾部（注意尽量保留胰腺），但是可以保证脾脏的血供完全切断，在之后的操作中很少甚至不会产生大量出血影响手术视野。

（3）顺着切除的胰腺尾部所在的后腹腔，寻找间隙向左游离切除，可为后续操作指明方向。切割闭合器的优点在于减少出血以及术后胰漏风险等。

3. 切除脾脏

● 操作步骤

（1）顺着切除的胰腺尾部后方，寻找间隙向左游离切断结扎脾周韧带，切断脾脏与膈肌、侧腹壁及后腹膜的粘连（图7-9、图7-10）。

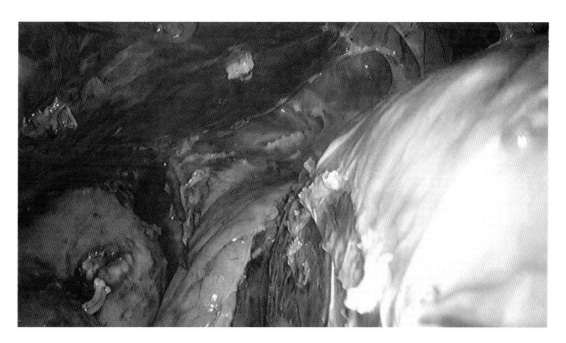

图7-9 分离脾脏与周围粘连

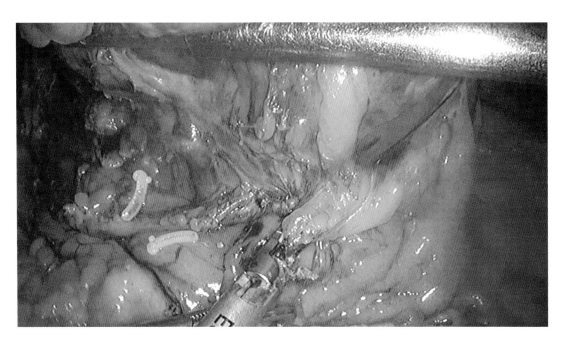

图 7-10　分离脾脏与后腹膜粘连

（2）无法分离时可用钝性分离方式，甚至直接用手在脾脏被膜下快速掏出脾脏（图 7-11），完成手术。

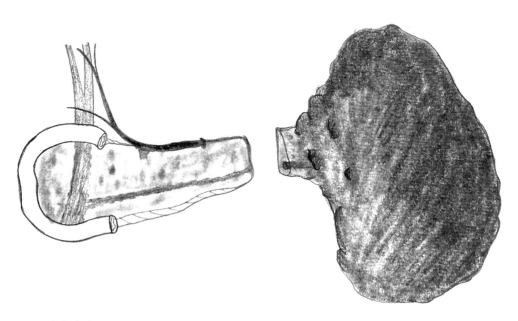

图 7-11　掏出脾脏

● **术中体会**

　　脾脏与膈肌、侧腹壁粘连,间隙十分狭小、显露差,锐性分离、结扎等操作十分困难,此时我们可选择用手快速在被膜下掏出脾脏的方法进行后续操作,从而尽快完成切除。

4. 止血,放引流管,关腹

优化术式优点小结

　　1. 当脾脏与胰腺、膈肌等周围组织粘连非常严重,尤其是脾门与胰尾及膈肌、侧腹壁呈"冰冻状",直接钝性分离并不可取,我们建议探查易解剖、粘连相对较轻的位置,以此处为手术切入点。

　　2. "胰体悬吊脾门阻断法"即在胰腺体部易分离处上缘结扎脾动脉,在血运被阻断、脾脏逐渐缩小的基础上,寻找炎症相对较轻的部位,在胰腺下缘切开后腹膜,顺胰腺后方的疏松间隙向后向上分离,把胰体尾及脾动、静脉一并分离悬吊,尽量靠近脾门处切断胰尾及脾动静脉(此处注意尽可能多的保留胰腺)。

　　3. 使用切割闭合器切断闭合脾动、静脉,因为切割闭合器可以减少出血以及胰漏风险。患者术后恢复良好,未出现胰漏、出血等相关并发症。

（任建军　王家兴　李军）

■ **参考文献**

　　[1] VALBUENA E,MOSQUERA M S,KADAMANI A,et al.Open versus Laparoscopic Splenectomy:Experience at Fundación Cardioinfantil–Instituto de Cardiología,Bogotá–Colombia[J].J Iatreia,2018,31(3):240–247.

　　[2] RADKOWIAK D,ZYCHOWICZ A,LASEK A,et al.20 years' experience with laparoscopic splenectomy. Single center outcomes of a cohort study of 500 cases[J].J Int J Surg,2018,52：285–292.

　　[3] WANG Y D,ZHAN X L,ZHU Y W,et al.Laparoscopic splenectomy in portal hypertension:a single–surgeon 13–year experience[J].J Surgical Endoscopy,2010,24(5):1164–1169.

　　[4] WANG J X,ZHANG Q,WANG L,et al.Pancreatic tail and spleen "shape frozen" causes difficulty in Splenectomy – Application of the pancreatic body suspended blocking hilus of spleen method[J].J Asian Journal of Surgery,2019,42(5):650–652.

专家点评

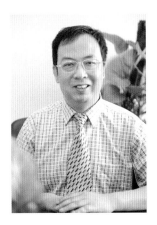

刘颖斌
上海交通大学医学院附属新华医院
教育部"长江学者"特聘教授
中国医师协会外科医师分会委员

　　该优化术式提供了一种巧妙的手术思路,顺胰腺后方疏松间隙,寻找炎症较轻"突破口"的想法比较独特,外科手术的进展,绝不仅仅在于单调的手术重复,而应善于在精锤细练之间,挖掘手术的潜质,揣摩手术的真谛,精益求精,细微之处见真章。

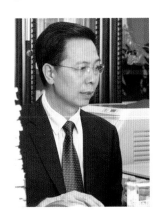

乔铁
广州市番禺区第二人民医院
中国发明协会会员
中日医学科技交流协会肝胆胰内镜专业委员会副主任委员

　　优化术式对于脾切除术中"血管优先"的原则把握较精准,一些细节的处理较得当。面对粘连严重、暴露不清等复杂情况,使用切割闭合器,可降低手术难度,缩短手术时间。

8 全内脏转位左手主操作腹腔镜胆囊切除术

概述

内脏转位是一种罕见的常染色体隐性遗传病,其特点就是内脏的镜像换位[1]。内脏转位又称镜面人,可分为全内脏反位和部分内脏反位,是由于肠祥在发育过程中反向转位所致。全内脏转位可表现为左位肝脏和胆囊、右位胃和乙状结肠等,并可影响胸腔器官形成右位心[2]。内脏转位的发病率在 1/6 000~1/8 000 之间,而内脏转位合并胆囊结石的患者更是少之又少。由于其罕见性和多样化的表现,在诊断和治疗中具有一定的难度。腹腔镜胆囊切除术是大多数胆囊结石的标准治疗方法[3],右手操作可以无困难地进行,但对镜面人进行手术操作较为不便。尽管有一些全内脏转位病例的腹腔镜胆囊切除术报道,但这一技术对右手操作的外科医师而言仍然具有挑战性[4-8]。根据临床实践,我们使用了剑突下主操作孔,用左手进行主操作的优化方法对这样患者进行手术,取得了良好的手术效果,介绍如下[2]。

典型病例

● 病史和基本信息

患者,女,36 岁,因"反复左上腹痛半年加重 20 天"入院。患者疼痛呈胀痛,于进食油腻食物后症状加重,无寒战高热,无黄疸史。

● 体格检查

患者生命体征正常,皮肤巩膜无黄染,左肋缘下锁骨中线处压痛,无反跳痛及肌紧张,墨菲征(–),未触及包块。

● 实验室检查

血常规及生化指标未见明显异常。

● 辅助检查

（1）胸部 X 线片：提示右位心（图 8-1）。

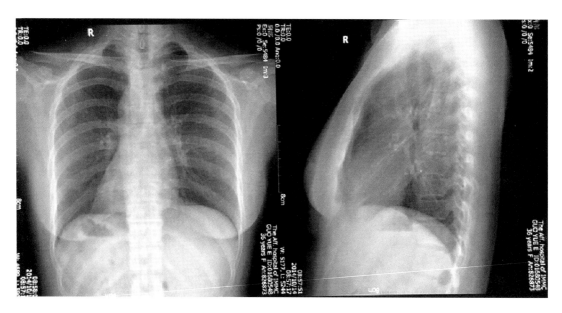

图 8-1　胸部 X 线片显示全内脏转位

（2）超声检测：见内脏反位，肝胆位于左侧，脾位于右侧；胆囊大小 76mm×30mm，壁厚毛糙，内见数十枚颗粒样强回声，直径 3~7mm，胆总管内径 6mm，胆管通畅。

（3）磁共振成像（MRI）：提示内脏反位，胆囊炎，胆囊多发结石（图 8-2）。

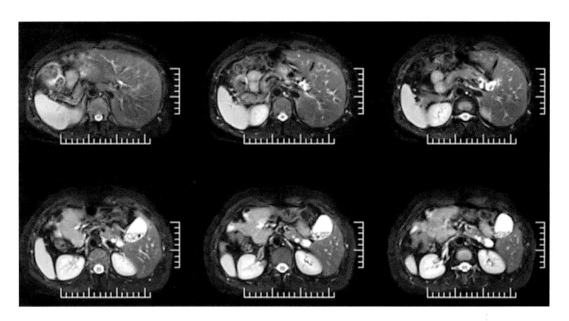

图 8-2　磁共振成像提示内脏反位,胆囊炎,胆囊多发结石

● 诊断

　1. 全内脏转位

　2. 慢性胆囊炎

　3. 胆囊多发结石

● 治疗

　经科室会诊讨论行腹腔镜下胆囊切除术。

● 术后

　(1) 术后心电监测 24 小时患者生命体征平稳,无胆漏、肠瘘、腹腔出血、高热等并发症。

　(2) 术后病理:胆囊结石伴慢性胆囊炎。

　(3) 患者恢复较快,术后 24 小时下床活动并进食,术后 2 天出院。

　(4) 随访 30 天,患者无任何不适。

● 手术步骤

　(1) 患者平卧于手术台,全身麻醉成功后,采用头高脚低、左高右低位。

　(2) 术者位于患者右侧,第一助手位于患者左侧(图 8-3)。常规脐下气腹针穿刺后建立气腹,气腹腹压为力 13mmHg(1mmHg=0.133kPa)。

图 8-3
手术站位

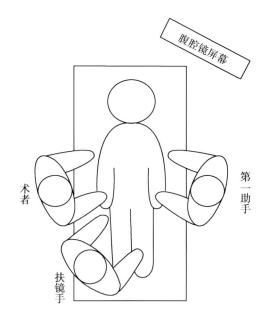

（3）腹腔镜与腹平面约 30° 夹角，经脐部套管针置入，观察腹腔肝、脾、胃、肠等脏器位置呈镜像翻转，胆囊位于左上腹肝下胆囊床内（图 8-4），决定采用 4 孔法操作。

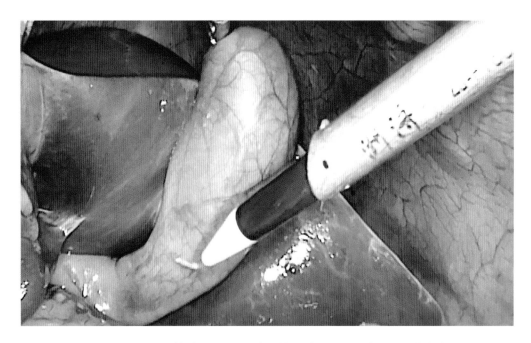

图 8-4　术中观察到腹腔肝、脾、胃、肠等脏器位置呈镜像翻转，胆囊位于左上腹肝下胆囊床内

（4）30°腹腔镜直视下于左锁骨中线肋下 2~5cm、剑突下 3cm 略偏左侧及左腋前线肋下 5cm 处分别穿刺置入 5mm、10mm、5mm 3 个套管。

（5）主操作孔位于剑突下正中线偏左侧，抓持孔（第一辅助孔）选择在左锁骨中线肋缘下偏左侧，第二辅助孔选择左腋中线肋缘下处戳入。

（6）术者左手操作电凝钩，右手握胆囊抓持钳，打开胆囊三角前后的浆膜层，用左手钝锐结合分离显露"三管"关系（图 8-5），右手提拉转动胆囊作为辅助。

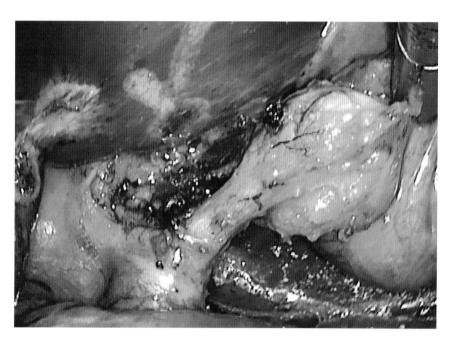

图 8-5 左手钝锐结合分离显露"三管"关系

（7）左手用分离钳分离出胆囊管后，左手使用生物夹钳在距胆总管约 0.5cm 处，使用生物夹夹闭胆囊管，左手操作生物夹钳于近胆囊体侧上生物夹夹闭胆囊管后，左手用剪刀剪断胆囊管（图 8-6）。

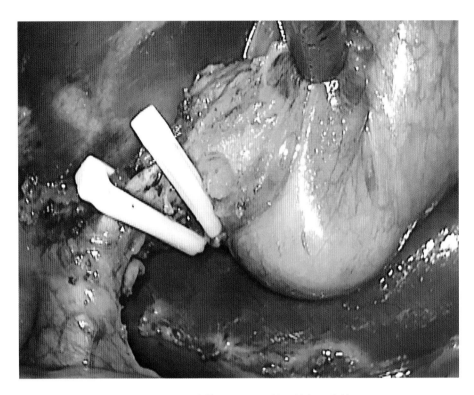

图 8-6　左手操作钛夹钳于近胆囊体侧上钛夹夹闭胆囊管后,左手用剪刀剪断胆囊管

　　(8) 左手使用分离钳分出胆囊动脉,左手操作生物夹钳用生物夹夹闭胆囊动脉(图 8-7),然后切断动脉,左手使用电凝钩,切除胆囊。

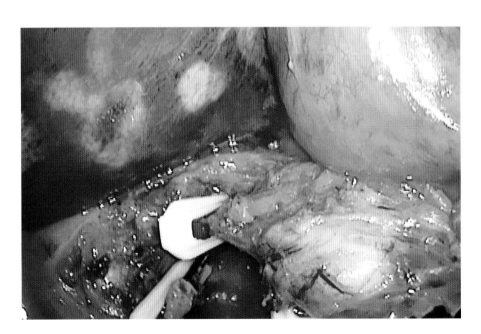

图 8-7　分离夹闭胆囊动脉

手术过程顺利,无明显出血,手术时间 45 分钟。

手术创新处

1. 主操作孔仍像平时手术选在剑突下戳孔,但用左手进行主操作。

2. 左手作为主操作进行手术时无法同右手一样灵活,但优点为符合胆囊的方向,与操作器械协调一致,右手反倒更能自如提拉转动胆囊,使得胆囊三角前后及胆囊管与周围解剖关系更能随心所欲地显露,方便手术。本例手术胆囊三角的三管关系显露非常清楚,术中无明显出血。

3. 对于右手术者行全内脏转位腹腔镜胆囊切除术具有指导意义。

手术体会与注意事项

1. 解剖三角区时切忌暴力拉扯和分离,始终遵循常规胆囊切除尽量紧贴胆囊颈部游离及沿胆囊壁分离的原则进行手术操作。

2. 类似这样的手术,一定要动作轻柔,避免出血;既要保证术野清晰,又要保证操作器械的协调一致方便操作。只有这样才能确保解剖结构关系清晰,也就能做到手术出血少且不形成副损伤。

（任建军 肖瑞 王泽锋）

参考文献

[1] BUDHIRAJA S,SINGH G,MIGLANI H P,et al.Neonatal intestinal obstruction with isolated levocardia[J].J Pediatr Surg,2000,35(7):1115-1116.

[2] REN J J,LI S D,GENG Y J,et al.Modified laparoscopic cholecystectomy technique for treatment of situs inversus totalis:A case report[J].J Int Med Res,2017,45(3):1261-1267

[3] KUMAR S,FUSAI G. Laparoscopic cholecystectomy in situs inversus totalis with left-sided gallbladder[J].Ann R Coll Surg Engl,2007,89(2):W16-W18.

[4] CROSHER R F,HARNARAYAN P,BREMNER D N. Laparoscopic cholecystectomy in situs inversus totalis[J].J R Coll SurgEdinb,1996,41(3):183-184.

[5] AYDIN U,UNALP O,YAZICI P,et al.Laparoscopic cholecystectomy in a patient with situs inversus totalis[J].World J Gastroenterol,2006,12(47):7717-7719.

[6] OM L M,BADIA J M. Laparoscopic cholecystectomy in situs inversus totalis:

The importance of being left-handed[J].SurgEndosc,2003,17(11):1859-1861.

[7] ARYA S V,DAS A,SINGH S,et al.Technical difficulties and its remedies in laparoscopic cholecystectomy in situs inversus totalis:A rare case report[J].Int J Surg Case Rep,2013,4(8):727-730.

[8] PHOTHONG N,AKARAVIPUTH T,CHINSWANGWATANAKUL V,et al.Simplified technique of laparoscopic cholecystectomy in a patient with situs inversus:a case report and review of techniques[J].BMC Surg,2015,11(8):15-23.

专家点评

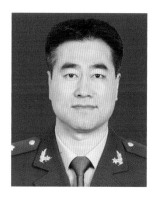

杨占宇
中国人民解放军总医院
中华医学会器官移植学分会委员
全军器官移植学专业委员会副主任委员

　　对于内脏转位患者，腹腔镜胆囊切除术是不容易由右利手医师完成的。但是编者采用了一种改进的技术，主要是利用左手和调整操作孔位置成功完成手术，更加符合人体工学。在诊治内脏转位患者时，此方法是可行的。

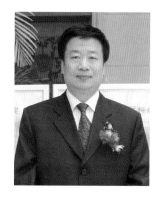

孟兴凯
内蒙古医科大学附属医院
全国优秀科技工作者、国家卫生计生有突出贡献专家
中华医学会外科学分会第十八届委员会委员
中华医学会外科学分会外科手术学学组委员
内蒙古自治区医学会外科学分会委员会主任委员

　　镜像解剖和技术难题是外科医师在对内脏转位患者进行手术时面临的主要挑战，特别是对于右利手的外科医师。在这个病例中，主刀医师站在病人的右侧，主要操作由左手完成，尽管很困难，但是对于一名经验丰富的外科医师来说，是可以较灵活且成功完成的。

9 胰体尾巨大肿瘤合并区域性门脉高压优化手术

■ 概述

    区域性门静脉高压症包括胰源性、脾源性、腹膜后源性,其中胰源性门静脉高压症是最常见的一种,1970 年由 Sutton 首先描述此病,因胰腺疾病造成脾静脉血液回流受阻而引起,主要表现为脾脏肿大和脾胃区静脉曲张,而肝功能和门静脉无异常[1]。

    胰腺实性假乳头状瘤(solid pseudopapillary tumor of the pancreas, SPTP)是一种少见的低度恶性胰腺肿瘤,发病率低,占胰腺肿瘤的 1%~3%,于 1959 年最先由 Franz 报道[2,3]。因 SPTP 属低度恶性肿瘤,手术切除是目前治疗 SPTP 最有效的方法。当 SPTP 合并胰源性门脉高压症时,术中需精细分离结扎曲张的静脉,出血风险较高,手术难度大大增加。本团队曾诊治一例 SPTP 合并区域性门脉高压症患者,术中应用切割闭合器切断胰腺、静脉曲张团,省时省力,又减少出血,取得了良好的效果,供同道交流参考[4]。

■ 病例

● 基本信息

    患者,女,22 岁,因"左上腹肿物 2 个月"入院。

● 现病史

    患者两个月前自觉左上腹隆起,在卧位向左右侧翻身时自觉左上腹肿物可动,于当地医院超声示左上腹巨大肿物,未行治疗。发病以来,无明显腹胀腹痛,偶伴恶心无呕吐,无寒战高热,无皮肤巩膜黄染,精神食欲可,大小便如常,体重无明显改变。

● **既往史**

否认手术外伤史。

● **婚姻史**

未婚。

● **家族史**

无肿瘤及遗传性疾病。

● **体格检查**

生命体征正常,体型消瘦,左上腹膨隆,全腹无压痛、无肌紧张和反跳痛,左上腹可触及质硬、界清、活动一般、无压痛,约 15cm×14cm 大小肿物。

● **实验室检查**

血常规及生化检查(表 9-1)。

表 9-1　术前化验检查

代号	项目名称	结果		单位	参考值
UA	尿酸	375	↑	μmol/L	150~350
ALT	谷丙转氨酶	6.4	↓	U/L	7~40
CA125	CA125	40.70	↑	U/ml	1.0~35
TBIL	总胆红素	15.6	–	μmol/L	3~20
DBIL	直接胆红素	7.2	↑	μmol/L	0~6.8
IBIL	间接胆红素	9.4	–	μmol/L	0~14.5
ALP	碱性磷酸酶	22	↓	μmol/L	35~104
HGB	血红蛋白	102	↓	g/L	115~150

● **辅助检查**

(1)超声检测:左中腹部见 144mm×122mm×128mm 囊实性包块,边界清晰,以囊性为主,囊内透声差,此包块与胰腺体尾部关系密切。胰头大小形态正常,实质回声均匀,轮廓清晰,胰管未见扩张。结果提示左中腹部囊实性包块,考虑来源于胰腺体尾部。

(2)CT 扫描:左侧中上腹部见类圆形肿块影,边界较清,大小约 11cm×13.6cm,CT 值为 37~52Hu(图 9-1)。

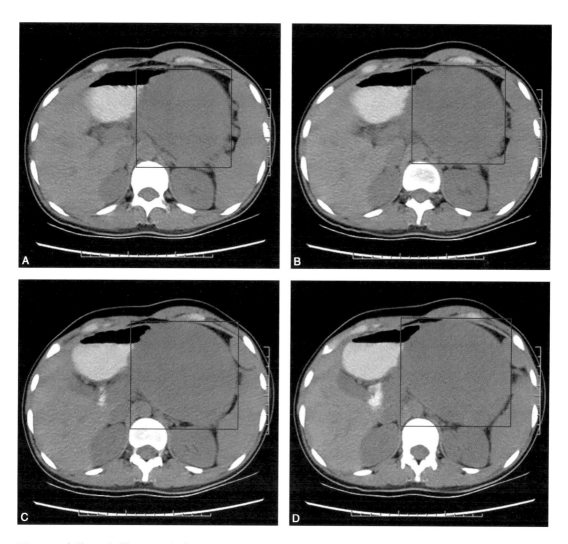

图 9-1 术前 CT 扫描显示巨大肿瘤(红色边框)

（3）增强 CT 扫描：中上腹部肿物边缘实性成分呈中度持续性强化，肿块内可见线样强化(图 9-2)。门脉增粗，脾静脉迂曲扩张。脾大，胰体上缘和胃壁后缘可见曲张的静脉丛(图 9-3)。结果提示左侧中上腹部囊实性占位，考虑胰腺实性假乳头状瘤；门脉高压。

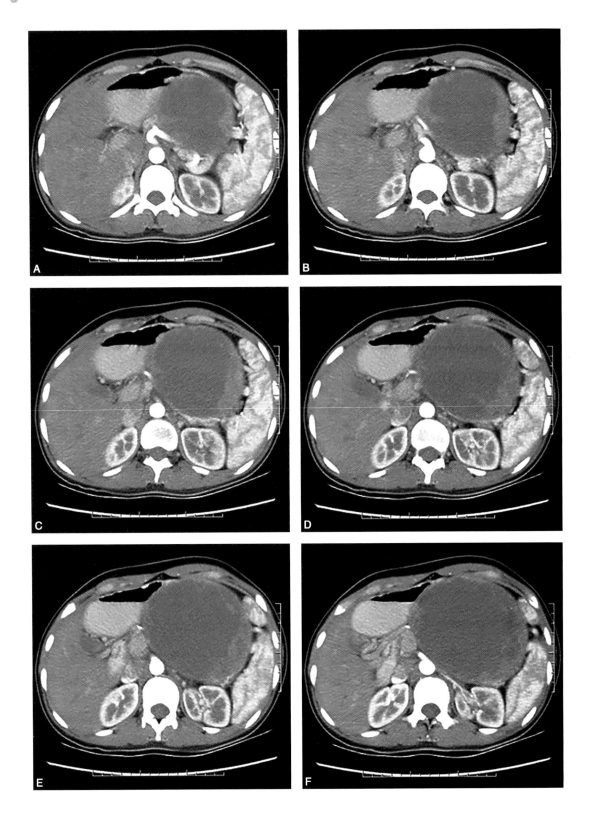

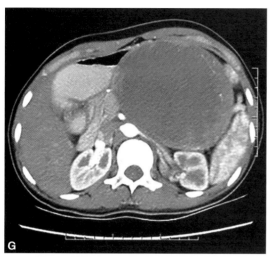 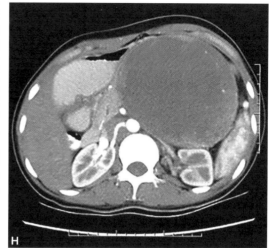

图 9-2　动脉期肿物实性部分不均匀强化

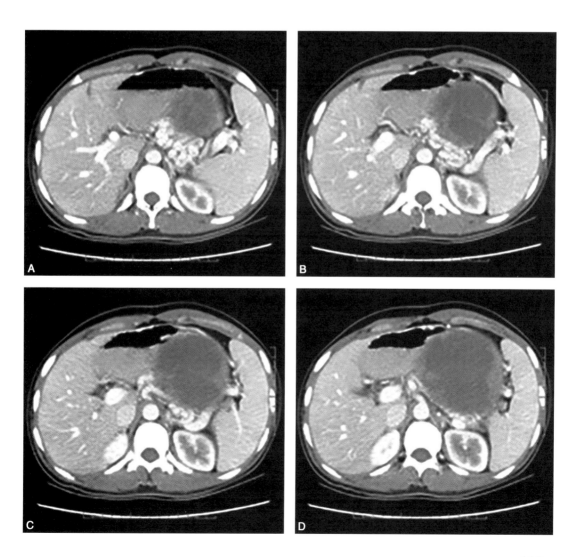

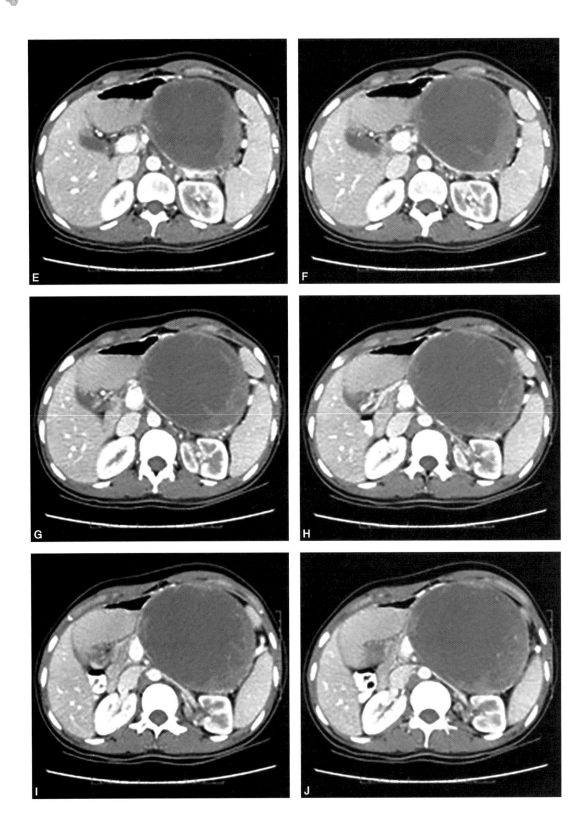

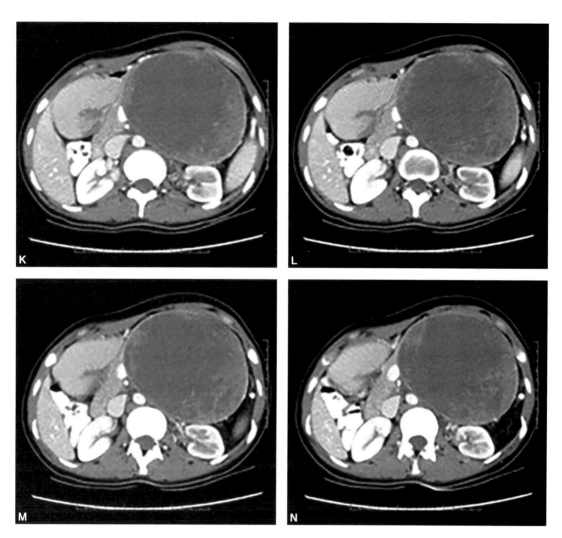

图 9-3 曲张静脉丛和脾大

● 诊断

    1. 胰腺实性假乳头状瘤

    2. 区域性门脉高压

● 治疗

    全麻下行胰体巨大肿物切除,胰体尾切除,脾切除术。

● 术后

    (1) 手术标本:标本切开,见肿瘤由实性区、假乳头状区、囊性区构成,囊性区见大量血性液(图 9-4)。

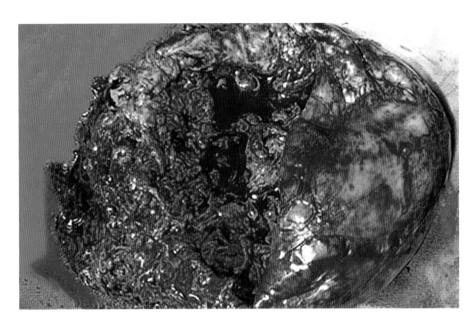

图 9-4　切开的标本

　　(2) 术后病理:胰腺实性假乳头状瘤,少部分区域伴坏死(图 9-5),
免疫组织化学染色结果支持胰腺实性假乳头状瘤(图 9-6~ 图 9-10)。

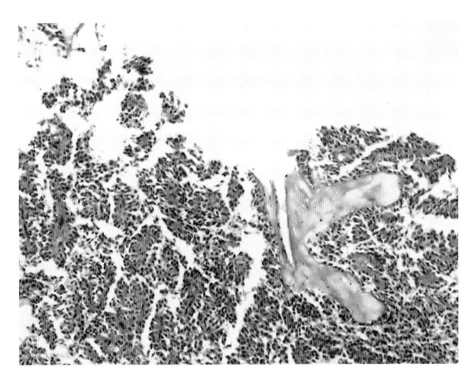

图 9-5　HE 染色

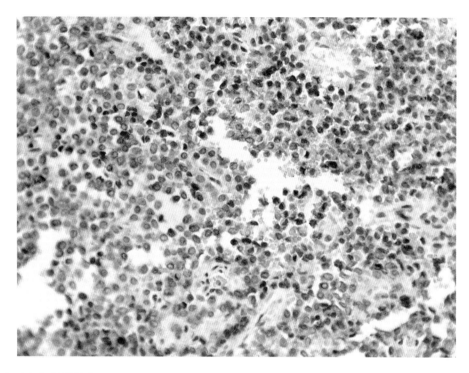

图 9-6　CD10 免疫组织化学染色

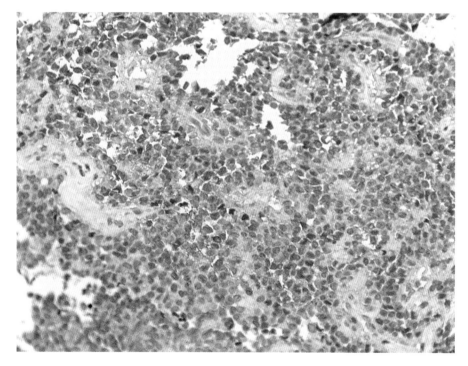

图 9-7　β-catenin 免疫组织化学染色

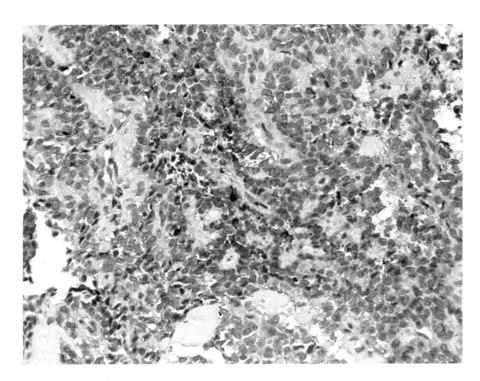

图 9-8　NSE 免疫组织化学染色

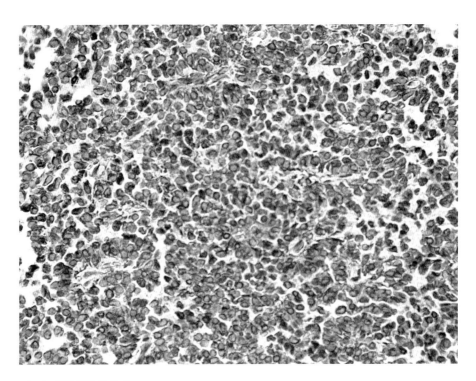

图 9-9　Vimentin 免疫组织化学染色

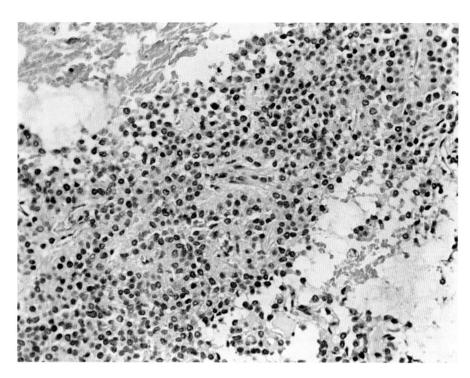

图 9-10 PR 免疫组织化学染色

（3）术后恢复顺利,因为剩余胰腺比较少,担心糖尿病发生,但出院前该患者正常饮食后空腹血糖仍在正常范围内。

（4）术后 CT:随访两个月,无任何不适,血糖在正常范围(图 9-11、图 9-12)。

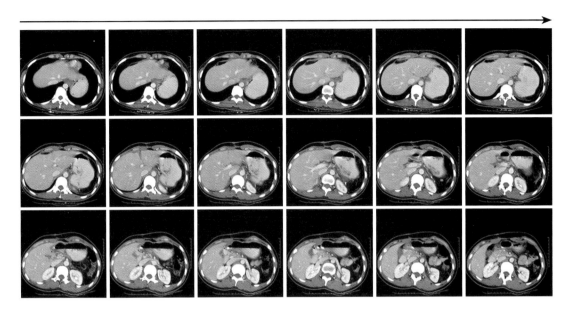

图 9-11　术后 6 个月 CT 扫描结果

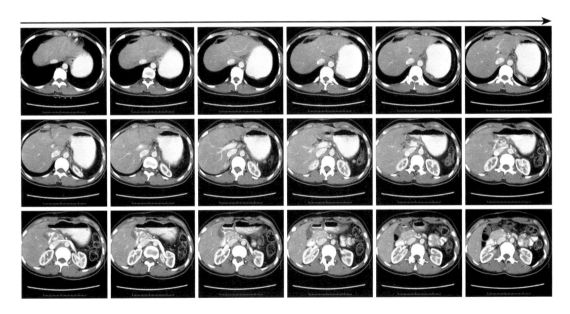

图 9-12　术后 1 年增强 CT 扫描结果

● **手术步骤**

（1）全麻开腹。

（2）术中见脾大，肿瘤位于胰腺体部，约 14cm × 13cm × 13cm 大小，质地硬，边界清。

（3）顺着包膜游离切开肿物下方，直到胰腺体部下缘及胰后疏松间隙，再沿着肿物上方打开胃体大弯侧大网膜，一直到脾胃韧带结扎切断。

（4）顺着肿物向上缘向后方游离，于胰腺体部上缘及胃后壁可见大面积曲张特别明显的静脉丛，暂避开静脉丛，从肿物右侧向后到胰腺上缘，切开胰腺被膜，于胰腺颈部从胰腺上下缘向后游离胰腺与胰腺后方的疏松间隙。

（5）把胰颈处的胰腺组织与后腹膜充分游离，脾动静脉被一同游离，上悬吊带，用切割闭合器 EC-60 于胰颈处距肿瘤约 2cm（与脾动静脉一同）切割闭合，近断端用 4-0 血管线连续缝合。

（6）这样掀起胰腺远处断端及肿物，向左侧游离胰腺后方容易分离的地方，同样尽量避开胰腺上缘胃后壁曲张的静脉丛，从其周围易入手的地方分离，从曲张静脉丛右侧后方游离到静脉丛左侧（即脾胃韧带）切开处打通一隧道，通过此隧道伸入切割闭合器 EC-60，切割闭合曲张静脉团丛。

（7）游离切除整个胰体尾部及脾脏。

（8）切除标本（图 9-13）。

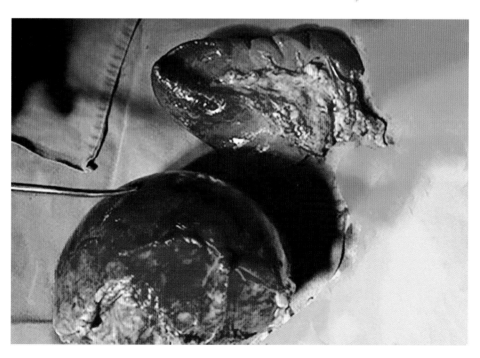

图 9-13　切除的标本

手术创新处

1. 从肿物的左侧前面、上方疏松的易分离地方向内包围,在静脉丛的后方能打通一个隧道,通过此隧道伸入切割闭合器,切割闭合曲张静脉丛,从而把曲张静脉和巨大的肿物及胰腺分离开。

2. 避免了精细分离结扎曲张的静脉,降低手术难度,减少术中出血。

手术体会与注意事项

1. 在治疗区域性门脉高压术前先在心中建立相关知识的概念,要会阅片,此手术难度大,所以术前要有更为严谨精细的准备。

2. 应用切割闭合器不但在切断胰腺时展现出独特的优势,而且在处理这种静脉曲张严重且范围较大的区域性门脉高压中也是一种很好的技巧和方法,省时省力,又减少出血,使手术变得容易了很多。

(任建军　肖瑞　杨景瑞)

参考文献

[1] SANYAL A J,BOSCH J,BLEI A,et al.Portal hypertension and its complications[J].Gastroenterology,2008,134(6):1715-1728.

[2] FRANTZ V . Tumors of the pancreas[J]. Atlas of Tumor Pathology, 1959.

[3] LAM K Y,LO C Y,FAN S T.Pancreatic solid-cystic-papillary tumor:clinicopathologic features in eight patients from Hong Kong and review of the literature[J].World J Surg,1999,23(10):1045-1050.

[4] YANG J R,XIAO R,ZHOU J,et al.Endoscopic linear stapler-assisted resection of a giant solid pseudopapillary pancreatic tumor with concurrent regional portal hypertension:a case report[J].J Int Med Res,2018,46(7):3000-3008.

专家点评

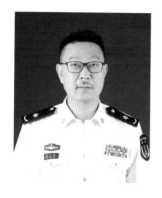

姜小清
中国人民解放军海军军医大学第三附属医院（东方肝胆外科医院）
中国抗癌协会胆道肿瘤专业委员会主任委员
全国胆道肿瘤规范化诊治协作组组长

　　切割闭合器目前广泛应用于各种类型的胃肠外科手术，在胰腺切割方面也显示出其优越性。在此病例中，编者用其切割闭合曲张静脉丛，从而把曲张静脉和巨大的肿物及胰腺分离开，可降低手术难度，减少术中出血，缩短手术时间，值得外科同道交流借鉴。

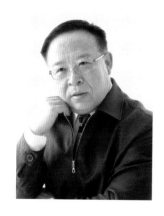

赵海平
内蒙古自治区肿瘤医院
中国医药教育协会腹部肿瘤专业委员会快速康复学组主任委员
中国医师协会结直肠肿瘤专业委员会肝转移学组副主任委员
内蒙古自治区医师协会肝胆胰脾外科医师分会主任委员

　　对胰源性门静脉高压症患者进行脾切除术难度较大，因为胰腺周围粘连严重，脾门及周围充满曲张静脉，使得脾动脉、静脉、蒂不易显露。在手术前，外科医师应该预测到手术的难度并制定一个紧急计划，防患于未然，可借鉴编者应用切割闭合器的方法，实施手术。

10　特殊 Mirizzi 综合征手术经验

■ 概述

　　Mirizzi syndrome（MS）首次是在 1948 年由阿根廷外科医师 Pablo Mirizzi 通过胆管造影术提出并描述[1]。MS 发生率不高，在胆结石患者中仅占 0.7%~1.4%，其典型症状可表现为右上腹痛，伴或不伴有黄疸、发热等症状，部分患者可出现肝萎缩[2]。少数隐匿型患者临床症状往往不典型，影像资料缺乏特异性，从而造成了患者术前的诊断困难和对病情的判断不足[3]。目前，部分外科医师对 MS 的危害和治疗难度及手术风险关注较少，虽然目前影像诊断手段较多，但是对于某些患者的诊断依然存在困难[4]，特别是合并瘘和粘连的患者。然而，恰恰对于这样的粘连和瘘，如果认识不足，往往会给手术中带来灾难性的副损伤。我们曾在临床中诊治过一例特殊的 MS（胆囊肝总管及左右肝管瘘）患者，肝总管及左右肝管因结石形成一个受压扩大、壁僵硬、纤维化明显的囊腔，左肝管出口因结石堵塞导致左半肝萎缩。我们通过 CT、MRI、US 仔细阅读、分析、捕捉尽量多的信息，做到术前充足的手术预案和术中有备的沉着应对方案。术中行胆囊部分切除，肝管取石，左半肝切除，肝管空肠 Roux-en-Y 吻合术，取得了良好的手术效果[3]。我们将本次诊治过程总结出来，供各位同道借鉴及参考。

■ 典型病例

● 基本信息

　　患者，女，68 岁，因"上腹部疼伴皮肤黄染 1 周"入院。

● 现病史

患者于 1 周前因进食油腻食物后出现上腹部疼痛,以右上腹部为主,呈持续性胀痛,并逐渐出现皮肤黄疸,伴有尿色加深,大便白陶土样。发病以来,无恶心呕吐,无寒战高热,食欲差,无明显体重减轻等症状。

● 既往史

胆囊结石病史 20 年。

● 婚姻史

已婚。

● 家族史

无肿瘤及遗传性疾病。

● 体格检查

巩膜黄染,腹平软,右上腹轻压痛,无肌紧张,无反跳痛。

● 实验室检查

血生化等检查(表 10-1)。

表 10-1 术前化验检查

代号	项目名称	结果		单位	参考值
ALT	谷丙转氨酶	145.4	↑	U/L	7~40
AST	谷草转氨酶	101.9	↑	U/L	13~35
GGT	谷氨酰转肽酶	309.6	↑	U/L	7~45
GLDH	谷氨酸脱氢酶	10.0	↑	U/L	0~6
TBA	总胆汁酸	30.2	↑	μmol/L	0~10
TBIL	总胆红素	93.6	↑	μmol/L	3~20
DBIL	直接胆红素	87.6	↑	μmol/L	0~6.8
IBIL	间接胆红素	6.0		μmol/L	0~14.5
ALP	碱性磷酸酶	292	↑	U/L	35~104
HBsAg	乙肝表面抗原	阴性			
HCV-Ab	丙型肝炎抗体	阴性			

● 辅助检查

(1) 超声:胆囊显示欠清,胆囊区见 15mm×27mm 偏强回声,后拖声影。胆总管内径 6mm。提示胆囊显示欠清,胆囊萎缩、胆囊充满型结石。

（2）上腹部增强 CT：肝脏边缘光滑，肝实质密度均匀，肝内胆管可见扩张，胰上段胆管扩张。胆囊形态不规则，壁增厚，其内密度不均匀（图 10-1）。提示胆囊炎，胆囊结石；肝门部胆管结石，继发性胆道梗阻。

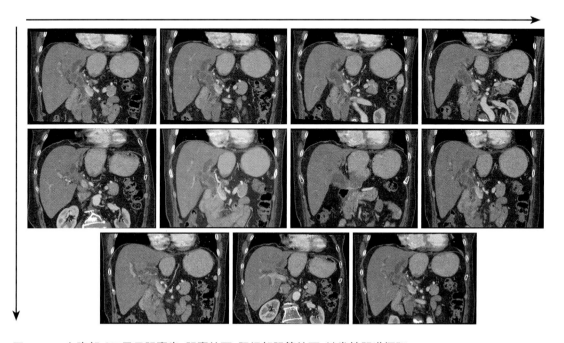

图 10-1　上腹部 CT 显示胆囊炎，胆囊结石；肝门部胆管结石，继发性胆道梗阻

（3）磁共振胰胆管成像（magnetic resonance cholangiopancreatography，MRCP）：肝内胆管、左右肝管扩张，肝总管截断，胆总管内径 5.1mm，肝总管及胆囊内见多个低信号。提示胆囊炎、胆石症；肝总管结石；腹水（图 10-2）。

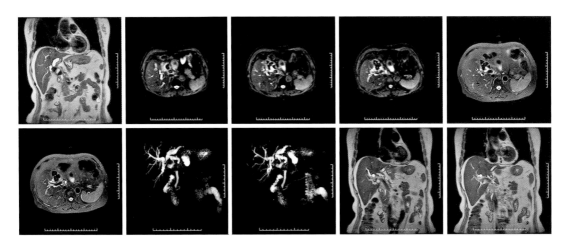

图 10-2　MRCP 检查显示胆囊炎、胆石症;肝总管结石;腹水

● 诊断

　　1. 萎缩性胆囊炎

　　2. 胆石症

　　3. 肝总管结石

　　4. 左右胆管结石

　　5. MS(胆囊肝总管及左右肝管瘘)

　　6. 左肝萎缩

● 治疗

　　胆囊部分切除,肝管取石,左半肝切除,肝管空肠 Roux-en-Y 吻合术。

● 术后

　　(1) 术后病理报告:肉眼见肝内胆管结石,镜下肝内胆管扩张,肝组织汇管区淋巴细胞浸润;慢性胆囊炎,胆囊上皮消失伴糜烂(图 10-3)。

　　(2) 患者术后黄疸消退,顺利出院。

　　(3) 随访至今,无任何不适。

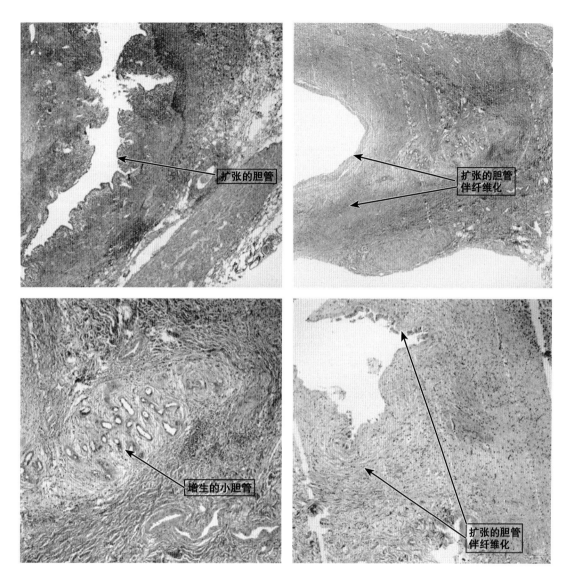

图 10-3 病理结果显示肝内胆管扩张,肝组织汇管区淋巴细胞浸润;慢性胆囊炎,胆囊上皮消失伴糜烂

● 手术步骤

(1) 切开胆囊,术中见胆囊萎缩瓷化。

(2) 切除胆囊前壁的部分组织,见内充满大豆大小块状多枚结石,内无胆汁,一直向下取出结石,直达肝门部,而且向后囊腔扩大,发现是肝管,并有胆汁流出,胆囊和肝管相通,左肝萎缩。

(3) 术中证实左肝萎缩(图 10-4),左肝管僵硬开口明显缩小,取石后见肝总管及左右肝管前壁缺损很大,整个胆管僵硬纤维化,重建困难,所以决定行左半肝切除,右肝管空肠 Roux-en-Y 内引流术。

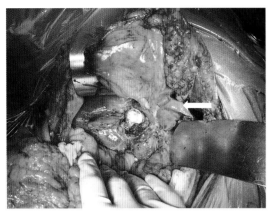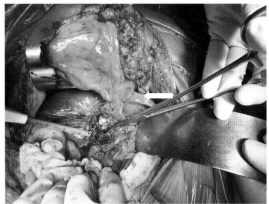

图 10-4　胆囊与肝总管融合,伴有左肝萎缩 (白色箭头)

（4）左半肝切除术

（5）右肝管空肠 Roux-en-Y 内引流术

手术体会与注意事项

1. 肝总管及左右肝管形成一个受压扩大、壁僵硬、纤维化明显的囊腔。扩大的囊腔内结石呈错落有致地层次性堆叠,结石一直堵到左右肝管开口处。

2. 堆叠的结石间有胆汁可以流过的孔隙,而左肝管开口处的结石恰好把出口堵死,长期的炎症刺激使得左肝管开口僵硬缩小,使得左肝的胆汁流出明显受阻从而导致左肝萎缩,而右肝管开口处的结石间有间隙,因此右肝的胆汁顺着间隙还可以排入胆总管。

3. 外科医师术前进行全方位考量,才不会漏诊此病,敏锐的临床判断力及观片能力同样重要。术前制定充分的手术预案,术中具备灵活的应对方案,这样才能以最大可能减少术中不必要的副损伤,常见胆管损伤。

4. 我们要结合多种诊断手段的优点,综合全面地做分析判断,比如 MRCP,多排螺旋 CT（multidetector computed tomography,MDCT）和 US 等,特别是 MRCP 以其无创、直观、多视角为优点,术前应仔细阅读、分析、从而捕获更多的信息。

（任建军　肖瑞　周江）

参考文献

[1] MIRIZZI P L. Syndrome del conducto hepatico[J].J Int Chir,1948,8 :731-777.

[2] ANTONIOU S A,ANTONIOU G A,MAKRIDIS C.Laparoscopic treatment of Mirizzi syndrome:a systematic review[J].Surg Endosc,2010,24(1):33-39.

[3] ZHOU J,XIAO R,YANG J R,et al.Mirizzi syndrome complicated by common hepatic duct fistula and left hepatic atrophy:a case report[J].J Int Med Res,2018,46(11):4806-4812.

[4] BELTRAN M A,CSENDES A,CRUCES K S.The relationship of Mirizzi syndrome and cholecystoenteric fistula:validation of a modified classification[J].World J Surg,2008,32(10):2237-2243.

专家点评

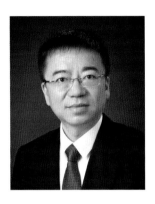

刘连新
中国科学技术大学附属第一医院
教育部长江学者特聘教授
中组部"万人计划"领军人才入选者
科技部中青年科技创新领军人才

　　Mirizzi 综合征的临床表现复杂，术者团队术前充分利用 US、CT、MRI 等影像学资料，通过仔细阅读、分析、捕捉尽量多的信息，做出了综合全面地判断。

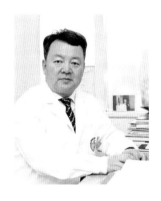

王文涛
四川大学华西医院
中国医师协会肝包虫病外科医师专业委员会副主任委员
中华医学会外科学分会外科手术学学组委员

　　该病例是 Mirizzi 综合征中较为特殊的一种，编者团队术前进行全方位考量，术中通过其扎实的手术功底与技巧沉着应对，最大程度减少了术中不必要的副损伤。

内蒙古自治区自然科学基金项目（2017MS0834）
内蒙古自治区科技计划项目（201702113）
内蒙古自治区教育厅研究生教育教学改革研究与实践项目（YJG20181013202）